关于心脏起搏

的 *123* 个问题

主编
宿燕岗

副主编
汪菁峰　陈学颖

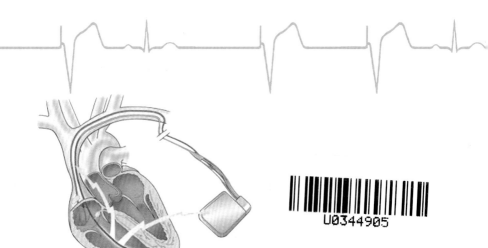

U0344905

上海科学技术出版社

图书在版编目（CIP）数据

关于心脏起搏的123个问题/宿燕岗主编.—上海：
上海科学技术出版社，2017.5
ISBN 978-7-5478-3517-3

Ⅰ.①关…　Ⅱ.①宿…　Ⅲ.①心脏起搏器-问题解
答　Ⅳ.① R318.11-44

中国版本图书馆 CIP 数据核字（2017）第 056586 号

关于心脏起搏的123个问题

主　编　宿燕岗

副主编　江菁峰　陈学颖

上海世纪出版股份有限公司
上 海 科 学 技 术 出 版 社　出版
（上海钦州南路 71 号　邮政编码 200235）

上海世纪出版股份有限公司发行中心发行

200001　上海福建中路 193 号　www.ewen.co

浙江新华印刷技术有限公司印刷

开本 889×1194　1/32　印张 4

字数：100 千字

2017 年 5 月第 1 版　2017 年 5 月第 1 次印刷

ISBN 978-7-5478-3517-3/R·1346

定价：29.80 元

前　言

　　"心脏起搏器"可能是大家并不陌生的名词。它是一种植入体内的电子装置，是治疗心脏跳动太慢或间歇停止跳动的一个有效的根治性疗法。心脏起搏器在临床上的使用已经有近60年的历史，它是心脏病治疗方法中一个相对"古老"、成熟、有效的方法，其应用的历史比大家熟悉的治疗心脏疾病的很多药物和心脏血管支架等的历史都要长很多。

　　相对于大众对诸如高血压、糖尿病等疾病的认知以及对相关药物的了解，人们对心律失常及心脏起搏疗法却知之甚少。在临床实践中我们发现绝大多数植入心脏起搏器的患者及其家属只知晓心脏起搏器这个名词，但对心脏起搏器及其疗法本身了解得并不多，对诸如为什么需要植入心脏起搏器、起搏器有哪些类型、手术创伤如何、术后如何保养等问题均不甚明了，存在很多疑惑。另外，近年来国内很多医院逐渐开始使用防止心脏性猝死的心脏自动复律除颤器（ICD）和治疗心力衰竭的三腔起搏器（CRT），它们和心脏起搏器是一回事吗？为什么自己的心跳不慢医生也推荐植入ICD或CRT？患者及家属对于这些疗法更是知之甚少。相对于市场上较多的其他医学科普图书，有关心脏起搏疗法的、面向大众的科普宣传资料比较匮乏。因此，作者萌生了撰写此科普图书介绍心脏起搏疗法的想法。

复旦大学附属中山医院心脏内科早在 1968 年就完成了第一台埋藏式人工心脏起搏器植入术，为国内首例，迄今已经为 1 万多例患者植入了心脏起搏器，中山医院心脏内科心脏起搏器的植入数量连续数年在全国位居前列。本书编者利用多年来从事该领域工作的丰富临床经验，结合在日常工作中患者及家属经常提及的问题及术后康复、管理过程中时常遇到的困惑，尽量用通俗易懂的语言和简明的图片对常见的问题进行解答，供已经植入和可能需要植入心脏起搏器的患者及其家属阅读。希望此书能增加读者对心脏起搏疗法的了解，对心脏起搏器植入术后患者的康复有所裨益。

宿燕岗

2017 年 1 月

目录

心脏起搏的基础问题

1. 为什么心脏需要跳动？

大家知道，与身体内其他多数脏器（如肝脏、肾脏等）不同，心脏是一个时刻在跳动的器官。每次心跳都由收缩和舒张两个过程构成，"心脏不跳人就死了"是大家再熟悉不过的常识。

心脏跳动由连续的两部分组成，即收缩期和舒张期。通过心脏收缩将心脏内的血液射向动脉系统，而通过舒张接收来自静脉回到心脏的血液。如此才能将含有营养物质及氧气的血液（动脉血）输送到全身各个脏器，提供其代谢所需，并将少氧的经过代谢的血液（静脉血）输送到肺循环进行氧气交换。

心脏跳动类似一个抽水泵，将静脉系统的含氧量低但富有营养物质（如葡萄糖等）的血液抽吸到右心房，然后通过肺循环让氧气进入，血液变成含氧量高的动脉血，再泵出到动脉血管以及各个器官、组织，供其代谢所需。如图 1 所示。

2. 心脏是如何跳动的？

心脏主要由心肌构成，可分为心房和心室两大部分。心脏肌肉壁内有特殊心肌纤维组成的传导系统，其功能是发出冲动并传导到心脏各部分，使心房肌和心室肌按一定的节律和顺序进行收缩和舒张。打个比方，指挥心脏跳动的起搏点如同电源，产生一个电流后沿着埋在心肌里的"电路"（即传导系统）从心房走到心室，使心

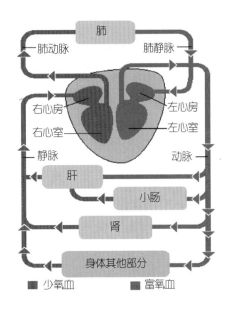

图 1　心脏射血和收纳血示意图

显示心脏的左侧（左心房 / 左心室）将富氧血（红色部分的动脉血）排到全身各个脏器，而各脏器代谢后的少氧血（蓝色部分的静脉血）回流到心脏的右侧（右心房 / 右心室）

肌收缩，从而使心脏跳动起来。

指挥心脏跳动的"最高司令部"称为窦房结，它位于右心房的上部，由它发出的冲动通过一系列的心脏传导系统（最主要的心房和心室之间的房室传导系统及心室内部的传导系统）使心房和心室先后激动（图 2），让心脏产生收缩和舒张（即所谓的跳动）。所以医学上把正常的心脏跳动称为"窦性心律"（由窦房结发出的冲动），做心电图检查时拿到的诊断报告为窦性心律，这就说明心脏的跳动是正常的。正常情况下，心脏按 60~100 次/分的频率跳动，运动后或休息时（包括睡眠）心跳次数会有所增减。

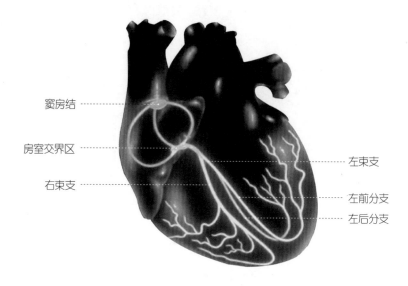

窦房结

房室交界区

右束支

左束支

左前分支

左后分支

图2　心脏的传导系统

激动由窦房结发出，经房室交界区并通过心室内传导组织传遍整个心脏

3. 心脏跳动慢会出现哪些问题？主要分为哪两种类型？

　　正常人在清醒平静情况下，心脏每分钟跳动 60~100 次。当清醒状态下心跳每分钟低于 60 次时，就说明心跳慢（心动过缓）了。心跳慢发病初期一般不会感到不舒服，当出现严重的心跳减慢或停跳时，心脏将无法泵出足够的血液以满足机体的需要，因此可出现心慌、记忆力减退、乏力和容易疲乏等，继续加重则会出现头晕、黑矇、胸闷、晕厥等症状；长期的心动过缓可引起全身性不适，如疲乏、体力下降和心力衰竭等，甚至发生猝死（心脏停搏或继发于心脏停搏导致的心室颤动等）。

　　如心率慢于 60 次/分，医学上通常称之为缓慢型心律失常。它主要包括两种类型，病因分别为心脏激动形成障碍和激动在心脏中的传导受阻，前者称为"病态窦房结综合征"，而后者主要是指房室传导阻滞，即心房到心室之间激动下传的通路出现了阻塞。

• 病态窦房结综合征包括：①持续的窦性心动过缓，多数情况下指心跳慢于 60 次/分，体力活动、情绪激动后通常也不超过 90 次/分。②窦性停搏，即窦房结在短时间内不发放任何冲动，导致心脏会突然停跳数秒甚至更长。③慢快综合征，指患者平素心跳很慢，但有时候会突然变得很快，后者不是正常的心跳增快（如活动或情绪激动后的心跳加速），而是突然的非生理性的心动过速，主要是指房性快速心律失常，例如大家熟知的心房颤动。因患者在心跳慢的基础上间歇性、发作性出现心跳快的现象，故称之为慢快综合征。

• 房室传导阻滞：是指发放心脏跳动指令的窦房结功能多正常，只是在下传到心室的路径上受到阻碍。根据阻滞发生的部位分为房室传导阻滞及室内分支的传导阻滞。根据房室传导阻滞的程度可分为完全阻滞（Ⅲ度房室传导阻滞，即所有窦房结发出的激动都不能通过房室交界区下传到心室）和不完全阻滞，后者又分为Ⅱ度（部分窦房结冲动不能通过房室交界区下传）和Ⅰ度（所有窦房结冲动都能通过房室交界区下传，只是传导得比正常的缓慢而已）房室传导阻滞。很显然，Ⅱ度及Ⅲ度房室传导阻滞同样会导致患者心率的下降。

通常临床上认为房室传导阻滞比病态窦房结综合征出现危险的机会更多，更需要引起重视。

4. 引起心跳慢的常见病因是什么?

心跳慢的常见病因有：

• 无明确基础心脏疾病，只是传导系统的功能退化了（即"老化"了）。为最常见的心脏疾病，尤其是在老年人中。每个个体的各个器官组织开始退化的时间和程度不同，也许患者的其他器官功能都很正常，只是传导系统首先退化了。

• 各种心脏疾病：如冠心病、心肌病、高血压、风湿、病毒和其他感染导致的心肌炎症等。这些疾病本身可以导致或加速传导系统出现问题。

• 某些药物的影响，如常用的 β 受体阻滞剂（即以"洛尔"结尾的多种药物）和多种抗心律失常药物等。

• 电解质紊乱，如高血钾。

• 其他系统的问题，如甲状腺功能减退、黄疸等。

上述因素引起心脏的"电源"或"电路"损坏或功能减退，就会出现心跳变慢。

上述引起心跳慢的原因或结果有时是暂时的，经过治疗可以恢复，如急性心肌炎或药物作用等；而有些是长期的或永久性的，不可逆的，如老年人传导系统的退化等，而后者更为常见。

5. 针对心脏跳动慢有哪些治疗措施?

目前有三种方法治疗心跳慢：病因治疗、药物治疗和植入心脏起搏器。

• 病因治疗：作用很有限，只对心肌炎、电解质紊乱或药物及甲状腺功能减退等可逆原因引起的心跳慢有效；而当心脏本身病变导致心跳慢（如冠心病、心肌病等）时，病因治疗通常是无效的。

• 药物治疗：只应用于紧急情况下临时加快心跳以挽救生命，但作用通常有限且难以持久。例如临床上常用的静脉滴注异丙肾上腺素，治疗有效但可出现严重副作用（血压升高、诱发心绞痛并易导致恶性快速室性心律失常等）。目前有不少患者服用阿托品和沙丁胺醇（舒喘灵）等药物用以加快心跳，不否认这些药物在服用数小时内有短暂加快心率的作用，但药物的作用因人而异，药物作用的持续时间有限（不能全天候起作用）。另外，这些药物尚有明显的副作用（引起口干、眼花、尿潴留和心悸不适等），因此，对预计不能恢复的缓慢心律失常，目前相关医学专家已有共识，即不推荐常规使用这类药物治疗患者已经存在的、持续的、症状性心动过缓。

• 心脏起搏：心脏起搏治疗能从根本上解决心脏本身病变所致的心跳慢，它适用于病因不可逆的缓慢性心律失常。起搏器相当于一个人工的刺激兴奋源，通过发放脉冲使患者心脏恢复正常的跳动。一般情况下，临时心脏起搏器只能在短期（通常＜2周）内使用，而一个埋藏式的所谓"永久"起搏器可以维持8年左右。目前临床上使用的很多起搏器寿命可达13年左右。

6. 心跳慢和冠心病、高血压等疾病是什么关系?

虽然它们都是心血管系统的常见病，但大多数情况下，心跳慢和冠心病、高血压等疾病没有必然联系。如果把心脏比作一间房子，心跳慢就是房子的电路出了问题，而冠心病则是房子的水管系统有了阻塞性的毛病，高血压则是由房子外相连接的管道的压力增高所致。

当然，冠心病、高血压等患者也会出现心跳慢的情况。一方面，冠心病可能导致心脏传导系统缺血，而高血压也会加快传导系统退化的进程，这些都会导致缓慢心律失常；另一方面，治疗冠心病或高血压的某些药物（如 β 受体阻滞剂等）也会诱发心率减慢。

7. 心跳慢先吃药治疗不行吗?

生病后吃药是大家认为理所当然的事，医生经常会被心跳慢的患者问及能否吃药治疗，但实际上并非所有疾病都能通过服用药物来解决。

心脏跳动频率或节律的不正常基本包括心跳过快（心动过速）

及过慢两种。治疗心跳过快 [包括早搏（期前收缩）、心动过速等] 的药物很多且效果往往都不错，而治疗心跳过慢的药物却很少，作用持续时间短且疗效不确切，尤其是口服药物，如沙丁胺醇、阿托品。因此，如果能明确心跳慢的原因是长期的、慢性的，并非由一过性原因（如药物、电解质紊乱等急性病因）等引起，吃药是不合适的，也不被相关医学指南推荐。原因是一方面能选择的药物很有限，另一方面这些药物都有明显副作用，此外不能保证患者心率不会再慢（在两次用药之间血药浓度会下降，此时药物的疗效就消失，另外还有长期使用药物的耐药性问题等），尤其不能保证心脏不再发生停搏。因此，对预计不能恢复的缓慢心律失常，目前相关医学专家达成共识不推荐常规使用这类药物预防和治疗患者业已存在的症状性心动过缓。这些患者最确切的治疗办法就是植入心脏起搏器进行心脏起搏。

8. 什么叫作慢快综合征？

慢快综合征（bradycardia-tachycardia syndrome）是病态窦房结综合征（sick sinus syndrome, SSS, 或称窦房结功能障碍综合征 sinus node dysfunction）的一个常见类型，表现为心动过缓基础上出现阵发性房性快速性心律失常。快速性心律失常包括房性心动过速（房速）、房颤、室上性心动过速（室上速）等，以房颤最多见（图 3）。

这些患者，往往先出现心动过缓，且存在多年，有些患者对心率慢也逐渐适应而不一定有相关症状。但当发生房性快速心律失常时，则往往存在明显心悸不适。大家知道，治疗快速心律失常的药物在发挥疗效时一定会加重业已存在的心动过缓，因此存在治疗矛盾。医生往往顾忌患者存在的心率慢而不能使用抑制快速心律失常的药物。此时医生采取的办法往往是让患者植入心脏起搏器，保证在患者心脏不会停搏的基础上应用预防房性快速心律失常的药物，

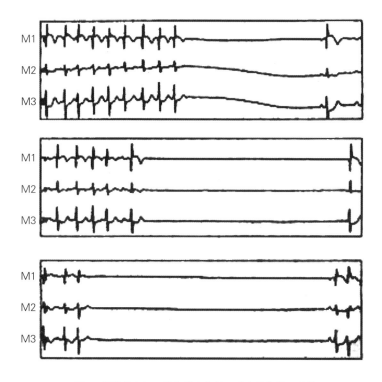

图3 慢快综合征：前半段为房颤，后半段停搏几秒钟

改善患者生活质量，并防止心脏停搏。

另外一种常见慢快综合征的现象是患者在快速房性心律失常自动终止时会停搏很长时间，由此会发生黑矇（眼前发黑）甚至晕厥。有些患者所描述的先心慌然后头晕或晕倒就是这个问题。通常异位快速心律失常（如房颤）终止时具有最高兴奋性的窦房结就会发出脉冲激动整个心脏，"夺回"掌控心脏跳动的权利。窦房结恢复激动的时间通常应少于2秒。但当窦房结功能发生障碍时，窦房结恢复时间就会延长，有时要延迟到6~10秒。长时间的心脏停搏当然是一个危险的现象。

最后一种慢快综合征的现象是Ⅲ度房室传导阻滞时发生快速室

性心律失常，相对少见，但更加危险，需要紧急植入临时心脏起搏器，将起搏频率提高，抑制快速室性心律失常。

9. 什么是猝死? 引起猝死的常见原因有哪些?

"猝死"这个名词以往大家并不熟悉，近年该词语因频繁见诸报端而引起了大家的关注。猝死是指平时貌似健康的人，因潜在的自然疾病突然发作或恶化，在急性症状发生后即刻或者1小时以内发生的急骤死亡（图4）。

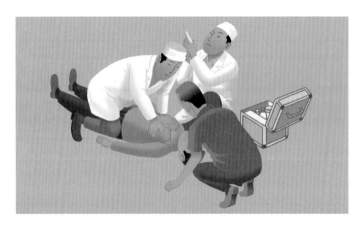

图 4　猝死示意图

猝死的主要临床表现是心搏骤停和呼吸停止。引起猝死的常见原因主要包括:

• 心脏: 心脏性猝死，占猝死的90%以上。

• 大脑: 主要是脑血管意外，包括大面积脑血栓和脑出血（大脑血管的破裂）。因为头颅有限空间的限制，血管破裂溢出的血液不能流向颅脑外，只能蓄积在头颅腔内，由此引起颅内压力骤升。后者压迫位于大脑内的生命中枢（负责心跳和呼吸），引发脑疝，迅速导致心跳、呼吸停止。

• 肺：主要是大面积急性肺栓塞引起。长期的卧床、下肢制动等都是引起肺栓塞的常见原因。大家所熟知的产妇羊水栓塞也是由于肺栓塞而致命的。

• 大动脉血管的破裂：各种原因引起的大动脉血管的突然破裂，使患者因出血性休克而迅速致死，多来不及抢救。

• 其他：如各种原因诱发的窒息等。

10. 什么是心脏性猝死？就是心搏骤停吗？

顾名思义，心脏性猝死（sudden cardiac death，SCD）就是由心脏原因引起的猝死。最主要的直接致死原因是心室颤动（图5A）。其他直接导致心脏性猝死的原因包括心脏停搏 [即心脏停止跳动（图 5B ）]、无脉性电活动（即只有电活动，没有机械活动）和心脏破裂。

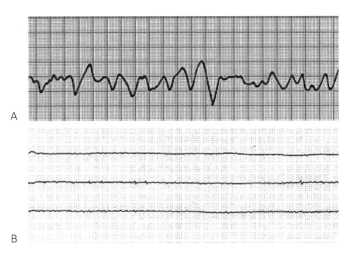

图 5　心搏骤停心电图

A. 心室颤动：心电图上为不规则的颤动波，分不清具体的波段；
B. 心脏停搏：示一直线，看不到心电信号

中国心脏性猝死者每年约 55 万人，即每天有 1 500~2 000 人猝死，相当于每周 22 架波音 747 机毁人亡，数量超过乳腺癌、艾滋病和肺癌的总和。其中 80% 的心脏性猝死发生在医院外，而发生心脏性猝死后幸存者少于 2%。近年来知名人士，包括著名企业家、著名艺人和优秀运动员等，在青壮年时发生猝死的事例屡屡见于各种媒体报道。突发的英年早逝每每令人们唏嘘不已，也引起了全社会对于"猝死"的关注。相对于晚期肿瘤或其他慢性疾病（如长期卧床的脑部疾病患者等），心脏性猝死的突发性、不可预测性及严重的后果都会给患者家庭带来巨大的精神创伤。

心脏性猝死和心搏骤停（sudden cardiac arrest，SCA）这两个名词经常被混淆使用，在医学上，这两者实际上有明显概念上的差别。心搏骤停系指因心脏泵血功能突然停止引起循环衰竭的致命性事件。经及时有效的心肺复苏可能被逆转而免于死亡，即心搏骤停可以存活，虽然因抢救不及时多数患者仍然会死亡。而心脏性猝死指已经死亡。

11. 猝死、晕厥、昏迷、休克有何区别？

经常听到患者描述病情时将上述名词混淆。实际上，这些诊断名词在医学上有着很大的区别。

心脏性猝死预后最差，已死亡。很多是回顾性诊断（例如针对医院外发生的死亡或送到医院时已经死亡的患者），即发生死亡后医生根据发病急骤等特点推断其死亡原因为心脏性猝死。

晕厥是一过性的晕倒，最常见，表现为因瞬间意识丧失而晕倒，晕倒后意识、运动能力等很快完全恢复。可以是心脏原因，如心脏停搏等，也可以是由于血管扩张、血压下降导致的短暂、可逆性脑供血不足。不少人的一生中都发生过晕厥，如情绪激动、惊吓、空气闷热等所诱发的，多预后良好。但如若晕厥为心脏原因，则预后差，如治疗不及时今后可能会发生心脏性猝死。

昏迷多是由严重的脑血管疾病造成，最常见的如大面积脑出血、脑栓塞等，当然某些严重肝脏疾病、代谢疾病等患者也会发生昏迷，昏迷也是一种严重预后不良的综合征。

休克是多种原因（例如急性大出血、过敏等）导致的包括血压下降等临床综合表现的一个急症，患者神志多清楚。如抢救正确和及时预后可以良好，但也可以导致猝死。

12. 心室颤动是怎么回事？它和心脏性猝死之间是什么关系？

如上述，心脏性猝死的最直接致死原因多为心室颤动。心室颤动是所有死亡人群中最常见的临终前心电图表现，此时整个心脏呈蠕动状态，不能形成整体的收缩和舒张进而射出血液，相当于心脏停搏。

有些心室颤动的发生是可以预见的，如预计寿命不长的心脏或其他系统疾病的终末期患者，这些患者如发生死亡则不属于猝死范畴，因为医生、患者及家属都能预料到患者近期内会随时死亡的。这些患者发生心室颤动时抢救的意义不大，因为即或心室颤动能通过电击等恢复，也不会延长患者的生命。心脏性猝死是不能预测的，此时发生的心室颤动应争分夺秒地进行抢救。

因此，导致心脏性猝死的最常见致死原因是心室颤动，但并非心脏性猝死独有。实际上，心室颤动是几乎所有患者临终前的表现。

13. 引起心脏性猝死的主要疾病包括哪些？

目前医学上已经明确引起心脏性猝死的主要疾病包括以下几种。

• 曾经发生过心搏骤停并能侥幸存活者：发生心搏骤停后近98% 患者不能生存，即绝大多数心搏骤停不会反复在一个人身上出现。如能侥幸生存，则这些患者再次发生心脏性猝死的概率远远大于正常人群。

- 冠心病心肌梗死：冠心病越来越成为我国中老年人的常见病。冠心病起病比较隐匿，不少患者并无明确症状，其中，约1/4冠心病患者以心脏性猝死为首发表现。冠心病患者发生猝死的绝大部分直接原因是急性心肌缺血导致的恶性室性心律失常（几乎均为心室颤动），尤其是在发生严重的心肌缺血，即心肌梗死时。冠心病患者发生心肌梗死多在医院外（家里、路途中或工作场所），不少患者会发生心脏性猝死；即或不发生心脏性猝死，如果未在心肌坏死之前开通闭塞的心脏动脉血管，则发生坏死的心肌细胞不能再生，这块坏死的心肌就丧失工作能力（不能进行收缩）。当坏死心肌的范围足够大时会导致患者心脏收缩功能下降，出现心脏排血能力降低，即出现心力衰竭症状。已有大量的医学研究证明，当这些患者的心脏射血能力降至约正常人一半时（EF ≤ 35%）就容易发生心脏性猝死。因此，心肌梗死即刻以及存活后出现心力衰竭的患者是最常见的猝死高危人群。

- 其他各种原因引起的心力衰竭：除了因心肌梗死导致可工作心肌细胞减少引起的心力衰竭外，其他原因，例如高血压、扩张型心肌病和心脏瓣膜病等导致的心力衰竭（EF ≤ 35%）同样是心脏性猝死的高危人群。心力衰竭患者的猝死发生率是正常人的5倍，2年死亡率超过25%。当然，导致心力衰竭患者死亡的另一常见原因是心力衰竭本身，即因心脏排血量严重下降导致终末期心力衰竭。通常轻中度心力衰竭患者的主要死亡原因是心脏性猝死，而重度心力衰竭患者心力衰竭本身是其死亡的首要原因。

- 其他心脏疾病：如肥厚型心肌病（不明原因的心肌肥厚）、右室心肌病（主要累及右侧心脏）和其他无明确心脏结构、功能异常的所谓离子通道疾病（如长和/或短 QT 间期综合征、Brugada 综合征等）

患者都是发生心脏性猝死的高危人群。这些患者往往有遗传史，家族中有亲属猝死先例，猝死前多是平素看起来很健康的人群。

• 上述人群如合并存在家族中曾有猝死人群、曾经有晕厥史、频繁室性早搏、非阵发性室性心动过速及过低的 EF 值（如 EF < 25%）时，更是猝死的高危人群。

14. 心脏性猝死都能预测吗？

既然心脏性猝死的发生如此猝不及防，且几乎都导致最严重的死亡后果，那么心脏性猝死是否都能预测，从而防患于未然呢？

很遗憾，答案是否定的。近年来世界各地的医学家都在努力研究心脏性猝死的成因，寻找猝死发生前的蛛丝马迹，并已取得了很大进展。但到目前为止，现代医学尚不能够在心搏骤停发生前明确甄别所有的猝死高危人群。

实际上，临床上 50% 的心脏性猝死是不可预测的，即对发生心脏性猝死的人回顾性追溯其猝死前的临床表现，并未发现任何异常。

当然，患有前文所述几种疾病者是目前医学上已证实的常见猝死高危人群，虽然这并不能覆盖所有的心脏性猝死病因。医学工作者们目前正在努力寻找其他的蛛丝马迹来协助判断其是否为心脏性猝死的原因，如很多无创伤的心电学指标等，但目前尚无确切结论。

15. 怎样才能知道自己是否属于容易发生心脏性猝死的人群？

虽然医学上目前尚不能对所有心脏性猝死患者在发生猝死前做出预测，但前文所述几条病因已经明确，如能检出这些人并进行相应的治疗，也能大大减少心脏性猝死的发生。那么，通过何种检查才能判断机体存在前文所述的异常呢？

• 心脏超声检查：是心脏科比较常规的一项无创伤检查技术，很多医院都能进行该项检查，可方便地检查出 EF 值。如上述，EF 值是判断心脏性猝死的最重要指标之一，不论何种心脏疾病，如 EF ≤ 35%，就是猝死的高危人群。另外，心脏超声对各种类型的心肌病（如前文所述，心肌病也是猝死的原因）也具有确诊作用。

• 心电图检查：是一个更方便、廉价的检查方法，所有医疗机构都能进行该项检查，通常能在 1~2 分钟内完成。几乎可明确诊断患者是否曾经罹患心肌梗死。另外，可判断患者是否存在长和/或短 QT 间期综合征及 Brugada 综合征等（如前文所述，这些情况下容易发生猝死）。

• 24 小时心电图检查（Holter 检查）：Holter 检查可比较客观、全面地判断是否存在症状相关的心肌缺血（包括冠状动脉痉挛所致）和快速室性心律失常，尤其是对间歇性发作者。对心脏结构和功能存在异常的患者，如 Holter 检查发现频繁室性早搏和非阵发性室性心动过速等，则发生心源性猝死的概率高。

• 运动平板：对于运动相关的心悸、晕厥患者，可以到医院进行运动平板检查，在运动中观察心电图及血压等的变化，以期发现蛛丝马迹，尤其适用于运动诱发的晕厥患者。

• 心脏血管检查：冠心病患者是猝死的高发人群。针对冠心病的高危人群应进行冠状动脉 CT 及冠状动脉造影检查，及时诊断、发现冠心病并采取相应的血运重建和药物二级预防治疗措施，稳定斑块，减少心肌缺血/斑块破裂及其诱发的心脏性猝死。

另外，对这些患者询问家族中是否存在猝死者也很重要。如有，则更应引起重视。当然，猝死幸存者今后无疑更容易发生心脏性猝死。

16. 如何抢救心搏骤停?

当心搏骤停发生时，应争分夺秒就地立即抢救，包括迅速识别心搏骤停、呼叫急救系统和迅速开展心肺复苏（cardiopulmonary resuscitation，CPR）治疗（图6）。基于目前对CPR的认识，CPR的顺序是C（circulation,胸外按压）、A（airway,通畅气道）和B（breathing,人工呼吸）。其中，迅速使用体外除颤器电击除颤是挽救心脏性猝死的最有效措施，因为导致心脏性猝死的绝大多数直接原因就是心室颤动。由于心脏性猝死多发生在医院外，加之普通民众对心脏性猝死及其抢救常识缺乏了解，尤其是国内。因此，医院外发生的心脏性猝死存活率美国为5%左右，中国无具体统计数字，但肯定小于1%。

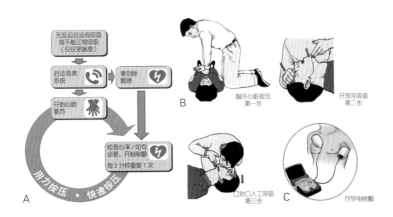

图6　心搏骤停抢救流程

A.心搏骤停抢救流程；B.心肺复苏步骤；C.尽早除颤

17. 为什么说抢救心搏骤停必须争分夺秒?

发生心搏骤停后如果不能在5分钟内迅速进行除颤以恢复正常

心律，患者几乎不能生存。另外，即或成功进行了心肺复苏，也多因为数分钟的脑缺氧而变成植物人（大脑最不能耐受缺氧）。时间是心搏骤停患者抢救的关键因素：心脏除颤每耽搁一分钟，患者存活率下降约10%（图7）。距离心室颤动发生时间越短，电击转复心室颤动的成功率越高。实际上，一旦发生了心室颤动，迅速进行电击是唯一有效的方法，而其他的措施，诸如药物、胸外按压等往往均不能奏效。然而事实是，临床上自发现患者心搏骤停（多为心室颤动引起）到启动体外电击的时间多超过5分钟，尤其是在医院外发生心脏性猝死的患者。

　　因此抢救心搏骤停必须争分夺秒，尤其是要尽快迅速电击除颤。

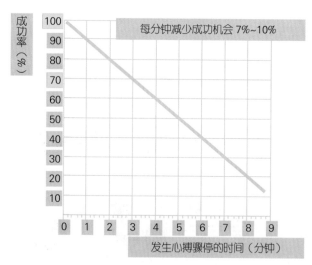

图7　时间与心搏骤停抢救成功率的关系

18. 什么是 AED？国内外的应用情况有何差别?

　　AED 是 automatic external defibrillator（体外自动除颤器）的缩写，主要用于在医院和公共场所对发生心室颤动患者的电击复律治疗（图8）。医院内的除颤器功能较多，供医生等专业人士使用。公共场所的 AED 功能及操作相对比较简单，在欧美国家应用多年，很多民众都会使用。

AED 在国内虽然推广了数年，但与国外差距巨大。目前国内虽然在个别机场、大型公共场所零星安置了 AED，但多数只是摆设而已，几乎从未被使用过，原因包括缺乏对非医务人员见证者的使用培训及对施救者的法律保护等。今后也应对普通大众进行相关的教育培训工作，以便及时救治身边发生的心搏骤停患者。

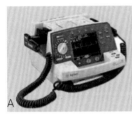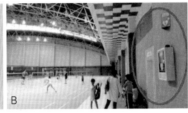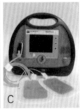

图 8　体外电击治疗的装置

A. 专业人员在医院内使用的体外除颤器；B. 放置在公共场所的 AED；C.AED 的外形

19. 为什么电击能够终止心室颤动？

目前电击是终止心室颤动唯一可靠有效的方法。发生心室颤动后尽快电击是抢救心搏骤停患者最重要的措施。

早在 1899 年 Provost 就发现一个重要现象，即电流通过试验动物时既可诱发又可终止心室颤动。1947 年 Beck 报道了人类历史上第一例开胸心脏电除颤成功的病例。1956 年 Zoll 等发表了第一篇用交流电除颤器进行体外电除颤的临床论文。这些开拓性的工作开创了用电学方法治疗快速心律失常的新纪元。

电击终止心室颤动的原理：在极短暂的时间内给心脏通以强电

流（目前都用直流电），引起大部分心脏自律细胞在瞬间同时去极化，并使所有可能存在的折返通道全部失活，此时心脏起搏系统中具有最高自律性的窦房结恢复主导地位，从而控制心搏，使心律转复为窦性心律（图9）。

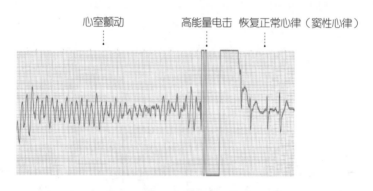

图9　电击终止心室颤动的心电图

20. 药物能够预防心脏性猝死吗？

发生心脏性猝死后真正有机会抢救成功者屈指可数。因此，预防患者发生心脏性猝死才是最有效的挽救生命的方法。目前医学上预防心脏性猝死的常用措施主要包括两项：药物和非药物治疗，后者指植入心脏埋藏式复律除颤器（ICD）。

药物治疗是基本的预防治疗措施。对各种原因引起的心力衰竭患者，必须服用 β 受体阻滞剂、血管紧张素转化酶抑制剂或血管紧张素受体拮抗剂和醛固酮受体阻滞剂，已证实这些药物除了能够缓解心力衰竭的症状外，还可降低心力衰竭患者的死亡率。如果存在冠心病心肌梗死，还需要加用阿司匹林和他汀类药物。这些药物几乎需要终身服用。

所有具有抗心律失常（如能治疗室性早搏等）作用的药物，包括大家耳熟能详的胺碘酮（可达龙）、普罗帕酮（心律平）和美西律（慢心律）等，虽然能降低心律失常的发作频率，但目前大规模的临床研究证实这些药物都不能预防心脏性猝死的发生，有些甚至具有相反的作用。对预防心脏性猝死而言，应用这些抗心律失常药物是无益甚至是有害的。

21. 什么叫作猝死的一级预防和二级预防？

猝死的一级预防就是对心脏性猝死的高危人群进行干预，预防真正猝死的发生。例如在各种心脏疾病导致的心力衰竭中，对于 $EF \leqslant 35\%$ 的患者应进行猝死的一级预防，因为这些患者发生心脏性猝死的可能性大。二级预防是指曾经发生过心搏骤停，复苏成功，为了避免再次发生心脏性猝死而采取的预防措施。

显然，一级预防的患者要远远多于二级预防的患者，因为有机会进行心脏性猝死二级预防的患者很少，绝大多数患者在第一次心搏骤停时就已经发生心脏性猝死。

22. 什么叫作心力衰竭？心力衰竭就是心脏功能不行了吗？

心脏的主要功能有两个：射出血液和接收血液，用"水泵"来比喻心脏的功能是很贴切的。心脏的机械活动是使机体内的血液在全身循环的唯一动力。心脏通过收缩把来自肺循环的、富有氧气的血液加压后快速射向全身动脉系统，以此作为维持人体各个器官存活及代谢活动的能源；另外，心脏尚能接纳从机体各个器官新陈代谢后缺氧的血液，使之回到心脏（图1）。

当各种原因引起心脏收缩功能下降时，它便不能射出足够的血液以满足机体的代谢需要，同时也不能接收正常回流到心脏的血液，医学上称此时的心脏发生了"心力衰竭"，也称为"心脏功能不全"。

顾名思义，心力衰竭就是心脏工作的力气衰退了，心脏功能下降了，严重的心脏功能下降就可以理解成心脏的功能不行了。

随着近年来心脏治疗方法和技术的进步，很多心脏病患者经积极救治后可免于在急性期内死亡，生存期得到延长，但由此随病情发展演变为心力衰竭的患者反而增加。目前国内每年新增心力衰竭患者超过400万，心力衰竭已成为严重影响人们健康、给社会和家庭造成巨大经济负担的常见疾病。心力衰竭如图10所示。

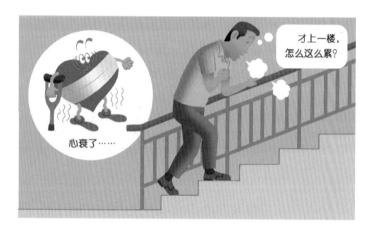

图10　心力衰竭示意图

23. 为什么说心力衰竭就是心脏的癌症？

癌症是一种大家都觉得非常严重的疾病，"谈癌色变"。胃癌、肺癌、肾癌、肝癌、乳腺癌、子宫颈癌等，这些癌症相信大家都耳熟能详。实际上，身体内脏的各个器官几乎都会癌变。但有一个很奇怪的现象，就是心脏极少罹患癌症，相信大家也没有听说过什么人心脏得了癌症了。医学界至今也不清楚为什么心脏不会发生癌症。

但造物主是公平的，心力衰竭就是心脏的癌症。心力衰竭是几乎所有心脏疾病发展到终末期时的一个最终临床表现。其中，严重心力衰竭患者的平均生存期超过 5 年的概率小于 50%，即每年约有 10% 的重度心力衰竭患者会过世。因此，重度心力衰竭就相当于心脏罹患癌症了。实际上，重度心力衰竭的 5 年生存期比癌症还要短（总体上，所有癌症的平均 5 年生存率 > 50%）。

公众对心力衰竭的认识远不及对癌症、糖尿病和高血压等的认识。一方面，不知道何谓心力衰竭；另一方面，通常低估了心力衰竭预后的严重不良性。每每告知患者家属心力衰竭的有限生存期时，家属往往都感觉很诧异和不理解。

24. 心力衰竭有哪些表现?

发生心力衰竭的患者主要有以下两方面的表现。

• 供血不足：由于心脏"无力"，不能射出足够的血液，因此会产生全身供血不足的表现。人体具有复杂、精细的调节功能，当心脏射出的有氧血减少时，机体会自动把有限的血液首先供应大脑、心脏等重要的器官，而骨骼肌、皮肤和肾脏等稍显"不重要"的组织器官最先被减少供血，从而产生这些脏器因供血不足而导致的功能下降的表现，如乏力、消瘦、皮肤苍白、四肢偏冷和少尿等。

• 淤血：由于心脏不能接收来自肺（肺循环）和全身其他脏器（体循环）回流到心脏的血液，从而导致这些脏器产生淤血的表现。①肺循环淤血：会出现活动后气急、咳嗽和夜间端坐呼吸等（通常将这些由于肺淤血导致的症状称为"左心衰竭"）；②体循环淤血：主要表现为腹腔脏器（肝脏和胃肠道）和下肢静脉的淤血，由此分别产生肝脏肿大、食欲差、恶心、腹水和下肢水肿，医学上称之为"右心衰竭"。多数心力衰竭患者通常首先表现为左心衰竭，随着病情的加重逐渐出现右心衰竭，此时发展成为全心衰竭（图 11），是疾病更加严重的表现。

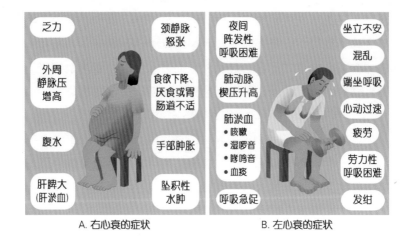

图 11　心力衰竭的症状

25. 心脏功能是如何分级的？

为便于评价患者心力衰竭的程度，医学上通常将心脏的功能分为Ⅰ～Ⅳ级：Ⅰ级为正常心脏功能，Ⅱ级是在低于正常活动的运动量时就感到气急（如上2楼），Ⅲ级为稍事活动即感到气急（如走平路），Ⅳ级为休息（如静坐休息或平卧）时亦感到气急，是心力衰竭最严重者，此时医生多收患者住院治疗。该心脏功能的分级简单、常用，但较为主观，受患者主观症状、耐受程度等的影响较大。同样病情程度的心脏疾病，不同患者的表现可有很大的差别，从基本无症状到心脏功能Ⅲ～Ⅳ级。因此，评价心脏疾病严重程度不能单纯依靠心脏功能分级。

26. EF 值是什么？

除了如上所述通过患者症状来判断心脏功能外，临床医学上常用的较为客观的标准是心脏射血分数（EF 值），它同样反映了心力衰竭的严重程度。心脏射血分数是指心脏的每次射血量占心脏舒张末期容积量的百分比（图 12）。正常情况下 EF=60% 左右，即心脏每一次收缩能将约 60% 心脏内储存的血液射出。EF < 50% 时通常认为存在心力衰竭。当 EF ≤ 35% 时称为重度心力衰竭。医学研究发现，EF ≤ 35% 的患者每年死亡率为 20% 左右。

$$左心室射血分数 \%（EF 值）= \frac{左心室舒张末期容积 - 左心室收缩末期容积}{左心室舒张末期容积} \times 100\%$$

图 12　EF 值公式

通常 EF 值是通过做心脏超声检查获得的。心脏超声检查方便、廉价且对患者没有创伤，在临床上经常使用，它是判断患者有无心力衰竭的最常用方法。EF 值相对于心脏功能的分级更加客观，受患者主观因素的影响小。通常认为，EF 值更能反映患者的预后。很多临床研究都是以 EF 值作为评判标准的，EF 值越低，死亡率越高。

一般的，心脏功能的分级与 EF 值是相关的，即心脏功能越差，EF 值往往更低。但也有不少例外，如 EF 值很低（EF < 30%）的少数患者，还能爬 3 楼而无气急（心脏功能 II 级）。

27. 如何阅读心脏超声的结果？

医生怀疑心力衰竭时都要求患者进行心脏超声检查，因为心脏超声是诊断心力衰竭不可或缺的检查手段。通常在心脏超声检查完毕后患者就会得到一张检查报告，里面的主要内容包括：①各个心房、心室的大小，后者又分为收缩末期（心室射血后）和舒张末期（心室射血前）的内径大小。毫无疑问，舒张末期的内径要大于收缩末期。例如正常的舒张末期内径应小于 55 毫米，收缩末期内径应小于 35 毫米。②左心室的射血分数（EF 值），正常时应大于 50%。③肺动脉压力，正常时应低于 25mmHg。

一般来说，收缩性心力衰竭患者的舒张末期内径和收缩末期内径都比正常范围大，个别严重的患者舒张末期内径超过100毫米。另外，EF值都小于50%，个别严重患者甚至小于20%。一般将 EF ≤ 35% 及心脏功能Ⅳ级（即休息时仍然出现呼吸困难）者称为严重的心力衰竭患者。

肺动脉压力也是反映心力衰竭的指标，但不似 EF 值（反映心脏功能的直接指标）。肺动脉压力通常作为心力衰竭的间接指标。肺动脉压力增高提示患者存在左心、右心或全心功能不全，也是数值越高，反映心力衰竭越严重，预后也越差。

当然，随着病情的变化，上述超声指标会发生改变，例如好转或恶化。好转时心脏超声表现为舒张末期或收缩末期内径的减小、EF 值升高和肺动脉压力下降，而恶化时这些指标会出现相反的变化。

图 13 显示了一名心力衰竭患者的心脏超声结果。

(心脏彩色多普勒超声+左心功能测定+TDI)
常规检查切面观：胸骨旁长轴观 (√)；胸骨旁短轴观：主动脉根部 (√) 二尖瓣水平 (√) 乳头肌水平 (√) 心尖水平 (√)；心尖位：四腔观 (√) 五腔观 (√) 二腔观 (√) 长轴观 (√) 透声条件：中

一、M型及血流多普勒超声测量：

名称	测量值	正常值
主动脉根部内径	32	20～37mm
左房内径	53	19～40mm
左室舒张末内径	75	35～56mm
左室收缩末内径	66	23～35mm
室间隔厚度	8	6～11mm
左室后壁厚度	9	6～11mm
肺动脉收缩压	54	<40mmHg

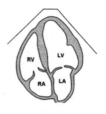

二、左心功能测定及组织多普勒显像测量：
左室射血分数（LVEF）：26 %
二尖瓣血流图：E、A双峰，E/A > 1；DT：183 ms
DTI示S波峰值：6.0 cm/s；E'/A' > 1

三、普通二维超声心动图和各心腔及大血管血流显像：
1、左房左室内径增大，左室壁不增厚，静息状态下左室壁整体收缩活动普遍减弱。
2、二尖瓣不增厚，开放幅度较小，关闭时不能完全退至瓣环水平，彩色多普勒示中重度二尖瓣反流。
3、主动脉瓣不增厚，主动脉壁不增厚，开放不受限，彩色多普勒未测及主动脉瓣反流。
4、右房右室内径正常，右室收缩活动未见异常。肺动脉不增宽，彩色多普勒示轻度三尖瓣反流。
5、心包腔内未见明显积液。

四、结论：
1、左房室扩大伴左室整体收缩活动减弱，左室EF低下为26%
2、中重度二尖瓣反流
3、中度肺动脉高压

图 13　一心力衰竭患者的心脏超声检查结果

28. 心力衰竭和心脏血管阻塞是一回事吗?

近年由于冠心病发病率的增加以及媒体的大力宣传等，大众对冠心病、心肌梗死的知晓度明显增加，对相关的预防措施（如服用阿司匹林、降血脂药物等）也多有了解，但对心力衰竭的认识就明显不足了。当患者被告知患了心力衰竭时，经常会问医生："心力衰竭就是心脏血管阻塞了吗?"

回答当然是否定的。主要差别是两者产生的原因根本不同：心力衰竭是心脏的功能不行了，而行使心脏功能主要依靠心肌的收缩来完成，因此，心力衰竭主要是心肌本身的问题。心脏血管是供应心肌血液的管道，阻塞会影响心肌的供血，血管的突然阻塞会导致急性心肌梗死，而缓慢的血管阻塞通常由于有侧支血管形成，往往并不会发生心肌梗死。

当然，两者有一定的联系。首先，两者都是比较严重的心脏疾病；另外，当血管阻塞导致心肌梗死后，多数患者都会随着病情的进展发生不同程度的心力衰竭。而个别心力衰竭患者也可能在疾病过程中发生心脏血管的阻塞，从而加重心力衰竭的程度。

29. 哪些原因可以导致心力衰竭?

如前文所述，大多数心脏疾病患者如生存期足够长，最后多会发展为心力衰竭。导致心力衰竭的常见病因包括高血压、冠心病、心脏瓣膜病（如风湿性心脏病）和心肌病等。随着药物及血运重建技术（植入支架、心脏搭桥）的发展，很多急性心肌梗死的患者在患病早期即得到救治，免于心脏性猝死；但由于梗死的心肌组织死而不能复生，致使整个心脏的工作心肌减少，由此整个心脏的做功能力下降（心脏收缩和舒张主要是依靠心肌来完成的），不少患者会在病程的后期逐渐出现心力衰竭的症状。

目前医生都要求患者在发生心肌梗死 2~3 个月后（不管是否植入支架）进行心脏超声检查，目的就是发现早期心力衰竭患者，及早进行治疗。

30. 抽血化验可以诊断心力衰竭吗？

的确，医生可通过验血协助心力衰竭的确诊。

与糖尿病、肾脏和肝脏等疾病不同的是，除了急性心肌梗死等个别心肌损伤的疾病外，心脏病（如高血压、心脏瓣膜病和心律失常等）通常不依靠抽血化验进行确诊，但心力衰竭是少数可以通过验血协助诊断的心脏疾病。

医生通常选择验血的项目为 B 型利钠肽（BNP）和氨基末端 B 型利钠肽前体（NT-proBNP），两者的临床意义相似，只是具体正常值会有所不同，各个医院由于采用的试剂盒不同正常数值也会略有差别。在医生怀疑患者心力衰竭时通常会让患者抽血检查该指标，如增高，往往能协助医生做出心力衰竭的诊断。通常，BNP 或 NT-proBNP 越高，反映心力衰竭越严重。

另外，BNP 和 NT-proBNP 还用于与其他引起气急的疾病（如很多呼吸系统的疾病）相鉴别，如不高，通常考虑气急或水肿是由其他原因引起的而非源于心力衰竭。当然，在患者发生房颤时 BNP 和 NT-proBNP 也会增高，需要鉴别。

31. 什么叫作收缩性心力衰竭？什么叫作舒张性心力衰竭？

在临床上一般将发生心力衰竭的患者分为收缩性心功能不全和舒张性心功能不全，两者各占总心功能不全患者的 50% 左右。顾名思义，前者主要表现为心肌的收缩功能下降，而后者表现为心肌的舒张功能下降。

收缩性心功能不全大家比较容易理解，为什么舒张功能不全也会产生心力衰竭的表现呢？

如上述，心脏除了收缩射出血液外，还通过主动舒张接纳全身组织器官代谢后回流的静脉血液。心肌的舒张功能反映了心肌的顺应性，即随着血容量增加心腔内压力不会明显升高的能力，也可以理解为心肌的弹性。如弹性不好，则回流的血液会导致心腔内压力的增加，后者会阻碍心房内静脉血继续回流到心室，从而产生肺淤血和全身淤血的表现，引起同收缩性心功能不全一样的症状，只是此时心肌的收缩功能是正常的。当然，收缩性和舒张性心功能不全也可在同一个患者身上同时出现。

收缩性心力衰竭和舒张性心力衰竭的临床表现基本是一样的，都可表现为左、右心功能不全的症状，如活动后气急、夜间不能平卧（左心衰竭症状）和食欲减退、腹胀及下肢水肿（右心衰竭症状）。另外，NT-proBNP 也都是增高的。不同的是收缩性心力衰竭的心脏超声检查 EF 值下降（< 50%），而舒张性心力衰竭患者的 EF 值是正常的。收缩性心力衰竭心脏多增大，而舒张性心力衰竭心脏多不增大。当然，一般收缩功能不全患者的症状及 NT-proBNP 升高的程度都较舒张功能不全患者的更为严重。

很多疾病，如高血压、冠心病等都首先出现舒张功能不全，随着疾病的进展逐渐出现收缩功能不全。

两者的临床症状虽然相似，但治疗的原则有所不同，这会在下面的问题中谈及。

32. 治疗心力衰竭的药物包括哪些?

心力衰竭是心脏疾病治疗中尚未完全解决的难题，其预后不佳，死亡率高，尤其是中、重度心力衰竭患者。常用的治疗心力衰竭的措施包括药物治疗和非药物治疗。

药物治疗是心力衰竭治疗的基石，所有心力衰竭患者都需要进行药物治疗，而不管其是否采取了非药物治疗措施。常用的药物包括以下几种。

• 利尿剂：是最重要的减轻心力衰竭症状的药物。它能通过加强尿液的排出减少回到心脏的血液量，缓解肺和体循环的淤血症状。常用的药物包括呋塞米（速尿）、双氢克尿噻（双克）、螺内酯（安体舒通）和托拉塞米等。

利尿剂是改善心力衰竭症状最快速有效的药物，通常需要长期服用，但容易造成体内电解质（主要是导致低钠和低钾）紊乱。因此，间歇服用这些药物（例如服用 3 天停服 1 天）是可有效预防副作用的一种服药方式。另外，患者可根据小便量的多少、体重的增减等自我调整服用的利尿剂剂量。

• 血管紧张素转换酶抑制剂（ACEI）、血管紧张素受体拮抗剂（ARB）：通过减轻心脏负荷、拮抗过度激活的神经内分泌系统活性发挥治疗心力衰竭、改善心力衰竭患者预后的目的。现有的证据证明 ACEI/ARB 除了能改善心力衰竭症状外，还能够降低心力衰竭患者的死亡率。通常选择 ACEI 或 ARB，即使用一种药物而非两者联合使用。ACEI 容易使部分患者（20%~30%）产生咳嗽症状，此时可换用 ARB 类药物。ACEI 和 ARB 分别包括了很多的药物，如所有的以"普利"结尾的药物都属于 ACEI，而以"沙坦"结尾的药物都属于 ARB 类。

• β 受体阻滞剂：通过拮抗过度激活的神经内分泌系统活性、减少衰竭心脏心肌做功发挥治疗作用，长期应用也能降低心力衰竭患者的死亡率。由于它有降低心肌收缩力的作用，因此，只有心脏功能相对平稳的患者才能使用，在心力衰竭加重时可能需要适当减少 β 受体阻滞剂的剂量。另外，剂量加大时也应采取小剂量循序渐进的方法，避免造成心力衰竭的加重。药物也包括很多，通常以

"洛尔"结尾的药物都属于 β 受体阻滞剂。

• 加强心肌收缩力的药物：即常说的"强心"药物，最常用的为口服地高辛。由于患病心脏在发生衰竭前都会努力地通过加强自身心肌收缩功能来代偿，因此，再用强心药物相当于鞭打疲惫不堪的驴，不一定会获得多少效益，且存在增加心肌耗氧等弊端。因此，目前都不太主张常规、长期地大量使用。

"强心"药物只适用于收缩性心力衰竭，不能用于舒张性心力衰竭。

• 其他减轻心脏负担的药物：包括硝酸酯类药物等，在慢性心力衰竭急性加重或急性心力衰竭患者中可短期应用，对慢性心力衰竭患者不太主张长期应用。

上述药物中，ACEI/ARB 及 β 受体阻滞剂是能改善心力衰竭患者预后（即延长寿命，降低死亡率）的药物，多需要终身服用（除非心脏功能完全恢复正常，但很少见），且建议剂量越大越好。因此，医生通常嘱咐这两类药物应逐渐加量，加到患者的最大耐受剂量，后者因人而有很大的差异，需要个体化调整。通常的判断指标是血压和脉搏，两种药物都会降低血压，而 β 受体阻滞剂还会减慢心跳。如血压低于 90/60mmHg 或心率慢于 50 次/分时，应将这两类药物的剂量减少。

当然，针对引起心力衰竭的基本病因及诱发心力衰竭的病因（如感染、快速心律失常等）也必须进行相应的治疗。

关于普通心脏起搏器的问题

33. 心脏起搏器是一个什么装置？

心脏起搏器是一种植于体内的电子治疗仪器，通过脉冲发生器发放由电池提供能量的电脉冲，后者经导线电极的传导，刺激电极所接触的心肌，使心脏产生兴奋和收缩，从而达到治疗缓慢心律失常所致的心脏跳动缓慢或停搏的目的。

人们通常所说的起搏器，其实是指整个起搏系统。起搏系统由起搏器（脉冲发生器）和起搏电极导线组成（图14）。其中起搏器埋藏在皮下，而起搏电极导线则通过静脉系统植入心脏的心腔内。

医学上常将单独脉冲发生器称为起搏器，它由外壳（多由钛铸制，主要防止体液进入起搏器内）、复杂的集成电路和提供能量的

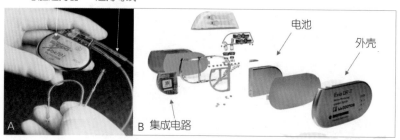

图14 心脏起搏系统

A. 心脏起搏系统组成：包括起搏器本身和起搏导线（后者连接起搏器和心脏）；
B. 剖开脉冲发生器后的内部结构

电池（通常为锂 - 碘电池）组成。主要功能是产生和输出电脉冲并定时发放。起搏电极导线由金属导体和绝缘层组成，金属导体的材料多为铂铱合金，而绝缘层通常由硅橡胶或聚氨酯制成，以保证电流在导线的输送过程中与外界绝缘，防止在体内漏电。电极导线的主要功能是将脉冲发生器发出的微小脉冲传输到心脏，引起心脏激动，产生收缩（跳动）；另外，电极导线还能将心脏自身的心电活动传输到脉冲发生器（即所谓的起搏系统的感知功能），使脉冲发生器调整发放脉冲的时间，达到完美地按需要发放脉冲的目的。

34. 心脏起搏器是如何发展起来的?

1930 年，Hyman 研制出一种由手摇卷紧发条驱动的脉冲发生器（重达 7.2 千克）（图 15），它是用针穿刺心室并通电起搏抢救心搏骤停患者的。但 Hyman 的发明在当时并未引起临床医生和工程师足够的注意和重视。1952 年，美国波士顿的 Zoll 用脉宽 2 毫秒、75~150 伏的经胸壁电刺激挽救了 2 例濒于死亡的房室传导阻滞、心脏停搏患者。从此心脏起搏技术才真正受到临床重视，Zoll 因此被称为"心脏起搏之父"。1957 年，Lillehei 对心脏手术中发生房室传导阻滞的

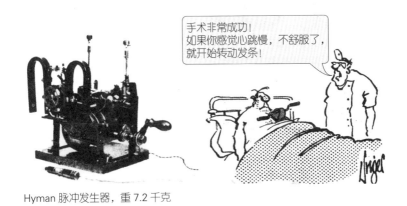

手术非常成功！
如果你感觉心跳慢，不舒服了，
就开始转动发条！

Hyman 脉冲发生器，重 7.2 千克

图 15 1930 年 Hyman 研制出一种手摇卷紧发条驱动的脉冲发生器

患者，将电极缝置于心外膜进行心脏起搏。1958 年，Furman 等首次经静脉将起搏导线放置在心内膜，这是起搏导线植入技术上的一次重大突破，并使心脏起搏技术真正在临床上推广开来。

经过近 60 年的发展，心脏起搏模式经历了从非生理到逐渐生理的过程，如图 16 所示。早先的起搏器是体外携带式的。1958 年由瑞典的 Elmqvist 工程师设计制造了第一台埋藏式固定频率起搏器（VOO），到 60 年代出现了按需型心室起搏器（VVI），1979 年在心房跟踪起搏器基础上又发明了同步心室抑制型起搏器，随后研制成功房室全能型（DDD）起搏器。1980 年初开始使用频率适应性起搏器。至此，双腔生理起搏技术基本成熟。20 世纪 80 年代以后，由于电子技术和传感器技术的快速发展及微处理器的广泛应用，起搏器的体积越来越小质量也越来越轻，有的起搏器只有 20~30 克。此外，起搏器储存功能日趋强大，自动化功能越来越多，更加接近生理。现代临床使用的脉冲发生器不仅能够发放起搏脉冲，而且能

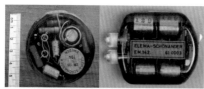
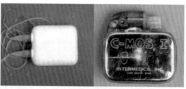

60 年代，固率型　　　　　　　70 年代，按需型 CMOS 电路应用

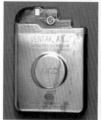
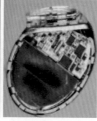
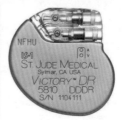

80 年代，生理性　　90 年代，生理性　　21 世纪，自适应
ICD 应用　　　　　　优化　　　　　　疾病管理

图 16　起搏器的功能与分代

提供丰富的有关患者心电和心脏功能的诊断信息，后者为临床制定相应的治疗策略（如抗凝、纠正心力衰竭等）提供了依据。1984年美国职业工程师协会将心脏起搏器与半导体、激光等并列为20世纪上半叶最杰出的十大发明。

我国自20世纪60年代起陆续开展了这项手术，目前全国每年新植入起搏器约7万台，挽救了无数心脏停搏患者的生命。

35. 哪些人需要植入心脏起搏器？

有许多原因可以引起心率减慢，其中最常见的两类需要安装起搏器的缓慢心律失常是窦房结病变和心脏传导系统病变。缓慢心律失常可导致心脏：①持续性的心跳过慢；②间歇性的心跳过慢；③心跳过慢与心跳过快相交替。

通常在下列情况下医生建议患者植入心脏起搏器：①证实缓慢心律失常引起了明显的症状，如头晕、乏力、黑矇以及一过性晕厥等。②医生认为存在心搏骤停危险时（即或此时患者并未感觉明显不适），比如长时间的窦性停搏（如＞3秒）、阻滞部位比较靠近心室部位的Ⅲ度房室传导阻滞等。③患者存在治疗矛盾，如上述的慢快综合征，发作性的心动过速会引起患者明显不适，而治疗或预防心率快的药物（抗心律失常药物）又会加重患者原有的心跳慢现象。此时医生通常会建议患者植入心脏起搏器后服用抗心律失常药物，既可减少或防止心跳快的发作，同时又无药物加重心跳慢的后顾之忧。

除此之外，近年来，三腔起搏器（心脏再同步化治疗，CRT）和植入式心脏自动复律除颤器（ICD）可分别用于治疗心力衰竭和恶性快速性室性心律失常，也属于心脏起搏器的范畴，医学上将其统称为"心脏植入性电子装置"，因为这些装置都需要植入体内，且都是电子产品。

36. 所有的心跳慢都需要装起搏器吗？慢到什么程度才应该装起搏器？

正常人静息状态下的心跳范围是 60~100 次／分，但并不是说心跳低于 60 次／分时就需要安装心脏起搏器。比如有些人长期静息状态下心跳在 50 次／分左右，而活动时心跳能加快，没有任何不适症状，此时不需要植入心脏起搏器。

医生治疗缓慢心律失常的目的有两个：①避免严重过缓心率导致患者出现危险（如晕厥或猝死）；②缓解心跳慢的症状，通常表现为头晕、乏力、活动耐量下降等。后者主要是心跳慢导致心脏排血量减少，使大脑、骨骼肌等供血不足的缘故。

心跳慢的症状可以从毫无感觉到引起患者晕厥甚至猝死。症状的轻重一方面取决于心跳慢的类型和持续的时间（如上述），另一方面取决于患者的敏感性，后者因人而异。因此，同样的缓慢心律失常对于不同的人可有显著不同的症状。

针对缓慢心律失常的治疗措施包括以下两方面。

• 不做任何治疗：如患者无明确相关症状，只是在体格检查时或因其他不适到医院就诊时被医生发现窦性心动过缓或一度房室传导阻滞等，且这些检查结果并未显示长时间的心脏停搏，此时无须做任何处理，只是需要定期到医院随访心跳情况（如定期做 24 小时心电图监测），观察心跳次数的变化。

• 植入心脏起搏器：①当患者出现头晕、乏力、胸闷、黑矇、晕厥等症状，并且通过相关检查证明上述症状与心跳慢或停跳有关联时。②存在慢快综合征导致治疗出现矛盾，或因其他病情必须使用具有减慢心率副作用的药物时（如心绞痛患者必须使用 β 受体阻滞剂时）。③医生认为可能存在危险的情况，例如间歇性发作的长时间心脏停搏，即或患者此时可能并无任何不适（如在平卧状态下或在睡眠中）。

37. 为什么我心跳不慢，医生仍建议装起搏器？

有些患者因为其他疾病到心脏科就诊，当医生做过检查后告知患者需要植入心脏起搏器，但患者平素从来没有感觉到心跳慢，这在临床上并不少见。

为什么患者未感觉到心跳慢医生还要建议其植入心脏起搏器呢？通常有以下几个原因。

• 患者平时心跳不慢，但通过 24 小时心电图跟踪（Holter 检查）发现间歇性（如夜间）出现心脏停搏很长时间（如数秒）。因往往在夜间发生，所以患者无症状，但这正是引发心脏性猝死的常见原因之一。后者往往由心脏长时间停搏后诱发的快速室性心律失常所致，而并非一定缘于心脏停搏、心跳慢本身。医生顾及患者安全而建议其植入心脏起搏器。

• 存在间歇性出现左或右束支传导阻滞或出现三分支传导阻滞（右束支传导阻滞 + 左前分支传导阻滞 + 房室传导阻滞），如图 2 所示。此时，如果窦房结功能正常，激动会通过尚未发生阻滞的传导通路下传，因此患者平素的心跳并不慢。然而如若在某个时间段这些传导系统同时发生阻滞的话，患者的心脏就会发生停搏并导致晕厥，而何时会发生同时阻滞则不可预测。

• 存在快速性室性心律失常，或因为左室射血分数太低（≤ 35%）而有发生猝死的危险，医生建议安装植入式心脏自动复律除颤器（ICD）。

• 存在心力衰竭，医生建议安装三腔起搏器（心脏再同步化治疗，CRT），用起搏的方法改善心力衰竭。此时患者的心跳并不慢，相反，由于心力衰竭的原因，患者自身的心率往往是偏快的。

38. 晕厥是怎么回事？晕厥的人都需要装起搏器吗？

日常生活中经常能够听到或看到某人"晕倒了"，这在医学上通常都被归为晕厥。晕厥是由全脑组织缺血导致的短暂意识丧失，特点为发生迅速、短暂且为自限性，并且能够完全恢复意识。它与人们经常提起的昏迷（意识不能恢复）、眩晕（不会晕倒）、休克（多意识清楚，只是血压降低）等有明显的不同。晕厥可以由多种原因引起，但肯定都出现了大脑的严重缺血。最常见的原因是外周血管在多种因素的强烈刺激下突然扩张，导致血压骤然下降并引起脑供血不足（即反射性晕厥，如血管迷走性晕厥等）；另外，心脏跳动太快或太慢都会导致心脏射出的血液太少，从而导致大脑缺血（即为心源性晕厥）。

晕厥发生前可以有预兆，如轻微头晕、恶心、出汗、乏力和视觉异常，但常常是无预兆地突然发生，因此经常引起摔伤，在老年人中尤为常见。对于不同原因引起的晕厥，医生会根据患者的年龄、性别、晕厥前后的临床表现、既往病史等做出初步的判断，然后提出不同的检查和治疗手段。

晕厥患者中约30%为心源性晕厥。无论是缓慢性心律失常（通俗地讲，就是心跳太慢），还是快速性心律失常（心跳太快）均可引起晕厥。对于缓慢性心律失常引起晕厥的患者，植入永久起搏器是最有效的方法；而对于持续性室性心动过速或心室颤动引起晕厥的患者，则必须安装植入型心律转复除颤器（ICD），以防止心脏性猝死的发生。

因此并不是所有晕厥患者都需要装起搏器，只有当晕厥是缓慢型心律失常引起的时，植入起搏器才是有效的。

39. 是不是不发生晕倒就不用装起搏器？

回答当然是否定的。

当心跳过缓或停跳时患者会有头晕、乏力、胸闷、黑矇、晕倒等脑供血一过性不足的症状，其中晕倒是比较严重的症状。如能证实是心跳慢或停跳引起了上述症状，即使没有晕倒也建议安装心脏起搏器。实际上，因心跳慢产生晕倒是一件很危险的事，一方面容易产生严重的摔伤，因为心源性晕厥在患者晕厥前多无先兆，来不及采取保护措施；另一方面可能导致心脏性猝死。生命需要确保万无一失，不能存在侥幸或赌博心理，因为生命只有一次，接下来的再一次发作可能就醒不过来了。

目前临床上所有的治疗措施无外乎两个目的：改善患者生活质量和/或预防危险事件的发生。很多治疗措施，如胃病治疗、胆石症外科切除、关节置换等都是改善生活质量所需，并非都是救命措施。实际上，与这些治疗措施一样，起搏器也并非一定要发生危险了才能植入（虽然它的确能够使患者免于心搏骤停，防止心脏性猝死）。改善因心率太慢产生的症状，提高这些患者的生活质量也是植入心脏起搏器的重要目的之一。

40. 起搏器都有哪些种类？

起搏器类型众多，根据不同的分类方法可有不同的命名方式。

• 根据起搏心腔分为：①单腔起搏器，起搏电极导线单独植入心房或心室。②双腔起搏器，起搏电极导线分别植入心房和心室。③三腔起搏器，起搏双心房单心室，或起搏单心房双心室。此时，起搏电极导线除常规植入右心房和右心室外，通常还需通过心脏静脉植入电极导线分别起搏左心室或左心房。现有的三腔起搏器均用于单心房双心室同步起搏治疗心力衰竭（即 CRT），偶用于双心房单心室起搏，后者主要用于预防房性快速性心律失常。

• 根据起搏生理效应分为：①生理性起搏，即尽可能模拟窦房结及房室传导系统的生理功能，提供与静息及活动相适应的心率并保持房室同步。目前多数双腔起搏器都属于生理性起搏。②非生理性起搏，只是保证心室按需起搏，而房室电机械活动不同步。目前临床上使用的单腔起搏器多数属于非生理性起搏。实际上，所有的起搏治疗不可能达到完全模拟正常心脏激动的方式。故严格地说，所有的心脏起搏器都是非生理性的。

• 根据是否具有频率适应功能分为：频率适应性起搏器和非频率适应性起搏器。目前前者更为常用。

• 根据是否能够术后进行核磁共振（MRI）检查可分为：兼容MRI 的起搏器和不能兼容 MRI 的起搏器。目前国内多用后者，但兼容 MRI 的起搏器将来会越来越多地得到使用。

• 根据术后是否具有远程监测功能可分为：能够进行和不能进行远程监测的起搏器，目前国内已在使用具有远程监测功能的起搏器，只是应用的比例较低。

上述分类方法并非各自独立，相互分开的。实际上，每个起搏器都可以具备上述分类功能的多种或全部。例如，有些"高级"的起搏器就同时具有频率应答和远程监测功能，并能进行 MRI 检查。

41. 起搏器除了发出脉冲外还有什么功能？

毋庸置疑，起搏器的主要功能就是定期发放起搏脉冲，后者使心脏激动，防止心脏发生停跳。实际上，50 多年前发明的心脏起搏器的确仅有起搏功能。

随着医学科技和电子技术产品的进步，心脏起搏器也得到了长足的发展。除了按时发放起搏脉冲外，心脏起搏器逐渐具有了以下功能。

• 感知功能：如上述，起搏器能依据患者自身的心脏电活动调整起搏脉冲的发放时机，即决定何时发放或不发放脉冲。

• 程控功能：即起搏器可进行人机对话，在体外即可无创伤性地通过一个仪器（起搏器程控仪）调整起搏器设定的参数。

• 频率应答功能：即起搏器不是以设置的固定频率发放脉冲，而是根据患者活动量的需求自动调整发放的起搏脉冲频率。

• 心电事件记录功能：依靠放置在心腔内的电极导线，起搏器可准确记录电极所在心腔的心电活动，包括何时发生了具体多少频率的心房或心室快速心律失常等。例如，起搏器可准确记录患者是否发生了心房颤动、何时发生的以及持续了多长时间等，为心律失常的监测提供准确的全天候诊断方法。

• 其他自动化功能：除了起搏频率可以自动调整外，逐渐发明了包括输出电压和其他较复杂起搏器算法的自动调整功能。其目的都是围绕安全、生理、省电等进行的。目前国内临床上正在使用的起搏器都具有不同程度的自动化功能。

• 远程监测：以往植入心脏起搏器后如果患者不来医院进行起搏器检查，医生则不能知晓起搏器的功能正常与否。现代起搏器利用目前通信科技的进步，可以做到异地远程监测起搏器的功能及工作情况是否正常。

• 磁共振兼容功能：植入起搏器后就不能进行磁共振检查是以往大家都知道的，但近几年已经能做到植入起搏器后可以在一定条件下进行安全的磁共振检查，即所谓的磁共振兼容起搏器。

当然，一般来说，功能越多，价格越高。

42. 起搏器是如何工作的？

起搏器主要通过两个基本功能来实现其防止心脏停搏的目的：一个叫作起搏，即脉冲发生器通过起搏电极导线将电信号传至心脏。每一个电信号称为起搏脉冲，该脉冲可以激发心脏跳动。当人体自身的心脏节律中断或太慢时，心脏起搏器就开始起搏心脏。另一个功能叫作感知，即心脏起搏器能时时刻刻监测心脏的自主心电活动，当心脏起搏器感知到心脏的自主跳动时，就不再发放起搏脉冲。也就是说，心脏起搏器发放起搏脉冲是按需的，它依据心脏的需要发放，并非按照起搏器自己固有的设定频率发放，不会和自身的心跳发生竞争。

图 17 简单说明了单腔心脏起搏器的工作原理。双腔起搏器的工作原理比较复杂，需要专业的医学心电生理学基础方能理解，在此不再赘述。

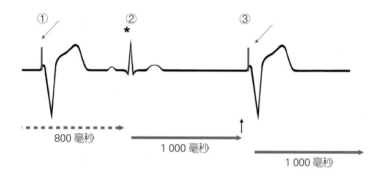

图 17　单腔起搏器的工作原理示意图

红色斜箭头代表起搏脉冲，*表示自身心脏的心电活动。假设起搏器设置的输出频率是 60 次 / 分，则每间隔 1 秒（1 000 毫秒）就要发放一次脉冲。①处发放起搏脉冲，然后开始向后计量 1 000 毫秒；在 800 毫秒处起搏器感知到了心脏的自身心电活动（②处），则起搏器不发放起搏脉冲，它会以感知到的这个自身心电活动重新启动下一个 1 000 毫秒。如在启动的 1 000 毫秒内没有感知到自身的心电活动，则在 1 000 毫秒处（③处）发放起搏脉冲，然后再开始重新启动下一个 1 000 毫秒的计数周期，依此类推。这样就能保证患者的心率永远不会慢于 60 次 / 分（间隔 1 000 毫秒时会发放起搏脉冲）。

43. 何谓双腔起搏器？何谓单腔起搏器？

顾名思义，单腔起搏器是指脉冲发生器上只有一个接口，只用一根电极导线，将后者放在右侧心脏的一个心腔（通常放置在右心室）；而双腔起搏器的脉冲发生器上有两个接口，用两根电极导线，分别放置在右心房和右心室。如图 18 所示。

双腔起搏器脉冲的发放次序基本符合正常心脏心房、心室的收缩、舒张的先后顺序，这使得心房和心室的电 - 机械活动协调、同步，从而达到最大限度恢复心脏正常跳动的目的。而单腔起搏器由于心房内没有起搏电极导线，因此不能向心房发放脉冲；另外，它也不能感知到心房自身的心电活动，它只是负责心室的按需起搏，因此，很多情况下会导致心房、心室电 - 机械活动的不同步、不协调，并可能导致起搏器综合征的发生。

持续心房颤动患者由于自身心房发生了颤动（频率约 300~600 次/分），因此，即或植入了心房电极导线也不能发放脉冲起搏心房。故此时只能植入单腔起搏器（即或植入了双腔起搏器，也只能当作单腔起搏器使用）。其他情况下，如常见的病态窦房结综合征或房室传导阻滞等，如不考虑经济原因（通常双腔起搏器比单腔起搏器的价格高近一倍），单从医学科学角度而言，都应该植入双腔起搏器。

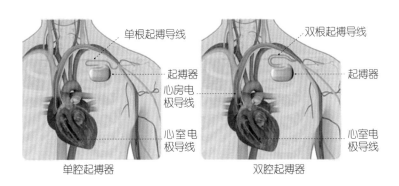

图 18　单腔和双腔起搏器

单腔起搏器只有一根起搏电极导线，通常放到心室；双腔起搏器有两根起搏
电极导线，分别放到心房和心室

44. 什么是 VVI 起搏器？什么又是 DDD 起搏器？

VVI 起搏器是单腔起搏器中最常用的一种。V 是心室（ventricle）的缩写，I 是抑制（inhibit）的缩写。第一个字母 V 代表起搏心室，第二个字母 V 代表感知心室，第三个字母 I 代表如果感知到心室自身的心电活动，会抑制（I）心室起搏脉冲的发放。

VVI 起搏时起搏导线植入心室，此模式的工作方式为心室起搏、心室感知，感知自身心室活动（QRS 波）后抑制心室脉冲的发放，又称心室按需型起搏。在 VVI 模式下，仅当"需要"时才发出脉冲起搏心室。适用于无 P 波而需要心室起搏治疗者（包括持续性心房颤动或心房静止）。AAI 起搏器采用另外一种单腔起搏模式，A 是英文字母心房（atrium）的意思，起搏导线植入心房。此模式的工作方式为心房起搏、心房感知，感知自身心房活动（P 波）后抑制心房脉冲的发放，又称心房按需型起搏。目前单腔多为 VVI 起搏，AAI 起搏很少用。实际上，两者的脉冲发生器是一样的，只是根据电极导线放置的心腔不同而分为 VVI 起搏和 AAI 起搏。

DDD 模式是双腔起搏器的一种常用模式，又称房室全能型起搏，D 是英文字母双（dual）的意思，指心房＋心室（A+V），是具有房室双腔顺序起搏、心房心室双重感知、触发和抑制双重反应（trigger + inhibit）的生理性起搏模式。是目前最常用的心脏起搏器。适用于病态窦房结综合征和/或房室传导阻滞者。图 19 显示了 VVI 和 DDD 起搏器植入术后的 X 线胸片。

45. 单腔起搏器和双腔起搏器各自有何优缺点？

单腔起搏器只有一根电极导线，根据需要可将其植入右心房或右心室，分别构成心房单腔起搏器（AAI）和心室单腔起搏器（VVI）。

单腔起搏器优点：①只用单根电极导线植入右心房或右心室，

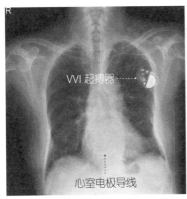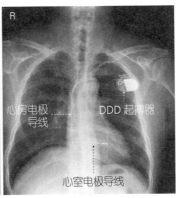

图 19 VVI 和 DDD 起搏器植入术后 X 线胸片

A.VVI 起搏器，起搏电极导线放置到心室，没有心房导线，心脏内只有一根导线；
B.DDD 起搏器，起搏电极导线分别放到心房和心室，心脏内有两根导线

植入方便。②程控随访简单。③价格低廉。④使用寿命长。

　　单腔起搏器缺点：① VVI 起搏器心室起搏时不能保持心房和心室的同步收缩，可能导致起搏器综合征的发生，还容易促使房性快速性心律失常（如心房颤动）发生和持续。② AAI 起搏器的患者今后一旦出现房颤或房室传导阻滞则不能发挥功效：当发生房颤时起搏器只能感知但不能发放脉冲；而出现房室传导阻滞时心房被刺激脉冲激动后不能通过自身房室交界向心室下传，可能导致心脏停搏。

　　双腔起搏器有两根电极导线，通常分别植入右心房和右心室。

　　双腔起搏器优点：①相对于心室单腔起搏器能最大限度地保持房室同步，符合生理。②减少房颤的发生和持续。除非合并房颤，其他能安装单腔起搏器的情况都建议安装双腔起搏器。

　　双腔起搏器的缺点：①价格高。②使用寿命短于单腔起搏器。③术后程控随访较单腔复杂。

　　目前国内双腔起搏器占植入起搏器总量的 70% 左右。

46. 什么情况下选择单腔起搏器？什么情况下选择双腔起搏器？

单腔起搏器的一根电极导线可放置在右心房或右心室。AAI 起搏器用于单纯窦房结病变导致的心动过缓，此时患者的房室传导功能良好。虽然 AAI 起搏是最接近生理的起搏方式，但临床上较少植入 AAI 起搏器，因为约 1/3 窦房结病变患者在植入起搏器时已伴有不同程度的房室传导阻滞；另外，即或在植入起搏器时没有房室传导阻滞，日后亦不能排除在本次起搏器使用寿命内发生房室传导阻滞的风险（年发病率约为 1%~5%）。而一旦发生房室传导阻滞，AAI 起搏器则不能防止患者心率的减慢。

VVI 起搏器适用于心房颤动或心房静止而心室率慢或者房室传导阻滞（即心房已丧失正常功能）的患者，此时可植入心室单腔起搏器。只要心室能被起搏，心脏就不会发生停跳。因此，单腔起搏器在绝大多数情况下都选择 VVI 起搏而非 AAI 起搏。

双腔起搏器有两根电极导线，通常分别放置在右心房和右心室，其起搏器脉冲的发放次序基本符合正常心脏心房、心室的收缩、舒张顺序，使心房、心室的活动协调、同步，以达到最大限度恢复心脏正常跳动的目的。如不考虑经济原因（通常双腔起搏器比单腔起搏器的价格高一倍），单从医学科学角度讲，除了因为患者本身的特殊情况，如持续性心房颤动或心房静止而不能安置双腔起搏器外，都应该植入双腔起搏器。

47. 植入起搏器后我的心脏是不是就不跳了？

答案当然是否定的。

心脏起搏器有一个设定的频率，一般为 60 次 / 分。如患者自身的心率高于此设定频率，则起搏器能识别（即"感知"）而不工作，此时患者心脏完全是按照自身的节律在跳动。只有当患者自身心率慢于此设定频率时，起搏器才开始工作，发放电刺激信号（脉冲）以刺激心脏跳动。无论是自身心脏激动还是由脉冲发生器发放的脉冲驱动，心脏的收缩和舒张都是自身心肌在工作。起搏器只是给心脏电刺激信号，刺激心脏收缩，而起不到代替心脏收缩的作用。否则的话，植入起搏器的患者岂不是永远长生不死了？临床上濒死的患者，即或起搏器工作正常，心肌也不能被起搏刺激所兴奋。也就是说，起搏器作用的正常发挥需要心肌本身具有活性。

另外，植入双腔起搏器的患者，在很多情况下心脏只是一个心腔（心房或心室）被起搏，而另一个心腔（心室或心房）被感知。

48. 起搏器帮助下心脏的跳动和心脏自己的跳动有什么区别？

自身的心脏跳动是沿心脏内的传导系统将电激动迅速扩布到心肌细胞的，其传导速度快，左右心房、左右心室收缩协调，同步性好，泵血的效率高，每一次心跳泵出的血量大。当各种原因导致心脏传导系统出现问题时（即心脏里的"电线"故障了），心跳减慢，泵出的血量减少，患者会出现头晕、胸闷、晕厥等症状。在植入起搏器后，起搏器刺激心跳加快，其单位时间内泵出的血量增加，患者症状改善。

由于目前起搏器的电极导线是植入并固定在心腔内的心肌上，并不是通过正常心脏内的传导系统下传，不能达到完全模拟正常心脏激动的方式（表现在心电图上就是起搏心电图与自身心跳时的心电图图形有差异），心脏收缩也是相对不同步、不协调的，所以由起搏刺激产生的心搏泵血量会低些。这对于心脏功能正常的患者通常不会产生什么问题，而对于某些植入起搏器前就存在心功能不全的患者而言，每次心脏搏出量的下降可能就显得比较重要。因此，个别心功能不全的患者，长期心室起搏可能会导致心脏功能的进一步下降。针对这些患者，及时应用双室同步起搏是一个积极的应对措施。

由于心脏起搏总不如自身激动好，因此，目前植入起搏器后的一个重要调整策略就是减少不必要的心脏起搏，尽量鼓励自身心脏激动。这样一方面可以省电，另一方面可以更符合生理需求。

49. 什么是"频率应答"起搏器？

频率应答起搏器是 20 世纪 80 年代初应用于临床的生理性起搏器。起搏系统能通过感受器感知躯体运动/代谢变化，经过起搏器的内置算式处理后，相应增减起搏频率（而不是以固定不变的频率来起搏），从而改善患者的运动耐量及生活质量（图 20）。

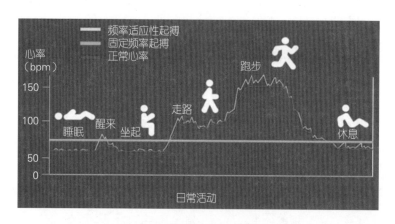

图 20 频率适应性起搏与固定频率起搏的比较

频率应答起搏器具有运动时增加起搏频率的功能，能够提高起搏器适应证患者的运动耐量和生活质量。而不带频率应答的起搏器不具备这种功能，只能以固有频率（比如 60 次/分）进行起搏。简单来说，频率应答式起搏器更智能化，也更适应多数患者的生活需求。

在起搏系统的命名中，具有频率应答功能（rate modulation）用 R 表示，如 VVIR 或 DDDR 分别表示具有频率应答功能的单腔和双腔起搏器。

目前的频率应答起搏器还不能做得尽善尽美，不可能完全模拟正常人在不同活动量时的心率变化。另外，现有的起搏器多数只能感受患者体动的变化，不能感受患者情绪（如紧张、激动等）的变化，进而增减起搏频率，而对于正常人，心率也会随着情绪的变化而改变。

50. 哪些人适合"频率应答"起搏器？

窦房结具有变时功能，即窦房结可根据机体的需要决定自身心率的快慢。在运动、激动、发热和贫血等情况下，机体需氧量增加，因此心率会自动变快；而在休息、睡眠等情况下，心率会自动降低。当窦房结功能障碍时，患者往往合并变时功能不良，即心脏对运动或代谢的变化丧失了应有的正常心率反应。一般认为，运动后自身心率不能增加，或者增加不明显，不能达到最大年龄预测心率（最大心率 = 220 – 年龄）的 85% 定义为变时功能不全。通常将运动时最快心率慢于 120 次 / 分称为轻度心脏变时功能不全，而慢于 100 次 / 分称为重度心脏变时功能不全。

变时功能不良和慢性心房颤动合并明显缓慢的心室率是植入频率应答起搏器的适应证。

虽然频率应答起搏的主要适应证为心脏变时功能不良，但目前很多学者认为，频率应答起搏适合于所有需要双腔起搏器植入者或心室单腔起搏器植入者。原因：①虽然在植入起搏器时无明显变时功能不全，但在植入后的随访期间内部分患者的心脏变时功能会出现障碍。②当合并高血压、冠心病、心力衰竭及快速心律失常时，常需要服用 β 受体阻滞剂或抗心律失常药物，而这些药物会诱发或加重心脏变时功能不全。

植入频率应答起搏器后，如暂时不需要该功能，可以临时在体外通过程控关闭，需要时再开启。

51. "抗"磁共振起搏器是怎么回事？

"抗"磁共振起搏器其实应该称为磁共振兼容起搏器。在兼容磁共振起搏器出现以前，植入起搏器的患者是绝对禁止做磁共振检查的。20世纪80年代，曾有10例植入起搏器患者行磁共振检查时死亡的报道。那么，磁共振检查对传统起搏系统会有哪些影响呢？①造成起搏器或电极移位。②导致恶性心律失常。③起搏失夺获或心肌穿孔。④改变起搏频率、抑制或触发快速起搏及程序重置。

磁共振兼容起搏系统（包括起搏器和电极导线均兼容磁共振）的设计思路主要是基于最小铁磁化元件、优化电路、提高抗电磁干扰性能等，以保证起搏系统在行磁共振检查时在一定模式下是安全的。近几年各起搏器生产厂家纷纷推出兼容磁共振的起搏器，也进行了大量的临床研究证明了在植入这些起搏器后进行磁共振检查的安全性。

目前国内也开始在临床上使用具有磁共振兼容功能的起搏器。其植入方法与其他普通心脏起搏器无异，导线和脉冲发生器的外观与原来的起搏系统也无差别，但X线透视下会有一些独特的标志（图21）。只是价格在目前高于不具有磁共振兼容功能的起搏器。

52. 我需要安装兼容磁共振的起搏器吗？

随着人口的老龄化和心血管疾病的快速增长，越来越多的患者需要植入心脏起搏器。由于缓慢性心律失常患者大多为老年人，在接受起搏器治疗后，相当一部分患者可能需要接受核磁共振成像（MRI）检查。通常MRI检查的高需求人群年龄在55~80岁，这也

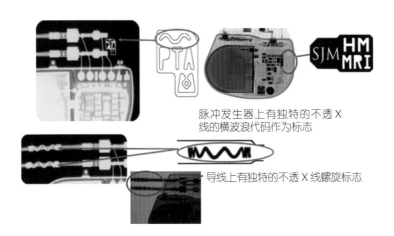

脉冲发生器上有独特的不透X线的横波浪代码作为标志

导线上有独特的不透X线螺旋标志

图 21 磁共振兼容心脏起搏器在 X 线透视下的识别

正是起搏器植入的主要年龄段。MRI 检查作为现代医学影像诊断的重要方法，尤其在软组织显像方面独具优势。另外，MRI 扫描没有电离辐射，同时兼具了多方位成像、对解剖结构细节显示较好以及优越的组织分辨率等优势，在诊断癌症、骨关节疾病、大脑、脊髓及复杂先天性心脏畸形等方面的作用是其他检查手段不可替代的。因此，磁共振检查在骨科、神经科和肿瘤科等科室是诊断相关疾病的一个常用的重要检查方法。

每个患者在植入起搏器前多数并不知晓植入起搏器后是否需要进行磁共振检查。理论上讲，若不考虑经济因素，所有患者均应植入具有磁共振兼容功能的起搏器，尤其是既往有相应疾病曾行磁共振检查者，或者以后行磁共振检查概率高的患者（如因患有持续性房颤而血栓栓塞风险高者、骨关节疾病患者等）。

植入的起搏系统包括导线和脉冲发生器。如患者年轻或植入时经济情况不允许或近年内需要做磁共振的可能性比较低，可先植入具有兼容磁共振的导线，脉冲发生器可暂时植入不能兼容磁共振的。待今后更换起搏器时（随着患者年龄增大，需要磁共振检查的可能性增加）再更换为具有磁共振兼容功能的起搏器。这是一个比较经济的方法（目前兼容磁共振的脉冲发生器较昂贵）。由于植入的起搏导线通常不能移除，如果今后确实需要进行磁共振检查，更换为磁共振兼容的起搏器即可，而如若以往植入的是不能兼容磁共振的导线，则还是不能进行磁共振检查。

今后随着植入数量的增加和价格的下降，所有患者均植入具有兼容磁共振功能的起搏器是大势所趋。

53. 装了兼容磁共振的起搏器，是不是就可以随便进行磁共振检查了？

不是。需要强调的是，目前国内临床上使用的磁共振兼容起搏器只是条件性磁共振检查安全，即在特定条件下做磁共振是安全的，并非毫无限制。因此，装有磁共振兼容起搏器的患者做磁共振检查前后必须做好如下评估和设置：①植入的起搏器和起搏导线均须兼容 MRI。②起搏器需植入 6 周以上，起搏阈值、导线阻抗等参数在正常范围。③目前大多数磁共振兼容起搏器要求磁共振成像设备的功率为 1.5T。④通常有限制区，即胸部不能进行 MRI 检查。另外，在进行磁共振检查前需要程控评估起搏参数、调整起搏为磁共振检查模式。在检查完成后恢复常规设置。

目前植入磁共振兼容起搏器的患者，会收到磁共振兼容起搏器识别卡，上面会标注起搏器和导线型号及 MRI 扫描强度、部位（图 22）。如因患有其他疾病医生需要进行磁共振检查，必须先至植入起搏器的医生处，由植入医生在患者进行磁共振检查时调整起搏器的设置。

相信在近两三年内，MRI 兼容的起搏器将不再限制 MRI 成像的功率（目前是 1.5T，但目前临床上常用的检查功率为 3.0T，现在国外已上市兼容 3.0T 的起搏器），也不再限制扫描区域（同样国

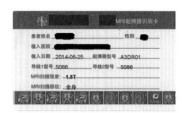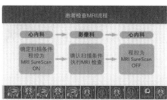

图 22　磁共振兼容起搏器识别卡正反面

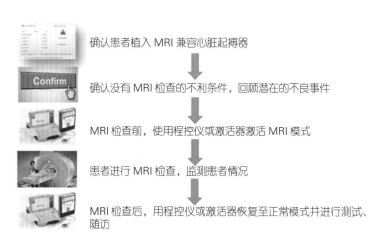

确认患者植入 MRI 兼容心脏起搏器

确认没有 MRI 检查的不利条件，回顾潜在的不良事件

MRI 检查前，使用程控仪或激活器激活 MRI 模式

患者进行 MRI 检查，监测患者情况

MRI 检查后，用程控仪或激活器恢复至正常模式并进行测试、随访

图 23　植入磁共振兼容心脏起搏器患者做磁共振检查的流程小结

外也已上市）。但可能仍需要植入医生在进行磁共振检查时调整起搏器的工作模式。植入磁共振兼容心脏起搏器患者做磁共振检查的流程如图 23 所示。

54. 什么是具有"远程监测功能"的起搏器?

起搏器植入后，如患者不来医院诊室利用程控仪测试起搏系统，则植入的起搏器工作正常与否，医、患双方实际上都是不清楚的。能否赋予起搏系统一种功能，即使患者远在千里，医生也能监测到起搏系统的功能状态呢?

答案是肯定的。随着通信技术的迅猛发展，起搏系统也引进了这些先进技术，使得目前的起搏系统也具有了远程监测功能。

远程监测是指远程设备自动收集与传输关于器械功能或临床事件的信息，这些信息主要包括监测到的器械功能异常与患者的心律失常事件等。近年来各家起搏器生产厂家都推出了起搏器的远程监测功能，并在国内开始陆续应用。现有的临床研究显示远程监测可获得几乎所有诊室程控所获得的存储信息，可早期发现/治疗有意义的事件，可安全地替代诊所随访，减少随访次数及随访费用，尤其是对心室起搏依赖患者、植入 ICD 和 CRT 的患者，可明显减少患者电击、心力衰竭住院次数等，增加了患者安全度，提高了患者的生存率。

图 24 反映了有和无远程监测功能起搏器的随访流程。显然，具有远程监测功能起搏器的随访简单了很多，省去了患者到医院诊室检查的烦琐步骤。

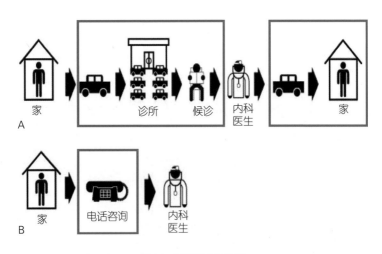

图 24　起搏器随访流程

A. 无远程监测功能起搏器的随访；B. 有远程监测功能起搏器的随访

图 25 显示了具有远程监测功能起搏器信息传输过程的模拟图。该系统可自动定时传输起搏器储存的信息，也可由患者随时手动进行信息传输。另外，可以设置触发传输的条件，如电池耗竭、心率快于 180 次/分等，当满足这些条件后，起搏器会自动触发传输相关信息，及时提醒植入医生对患者做出实时的适当处理。

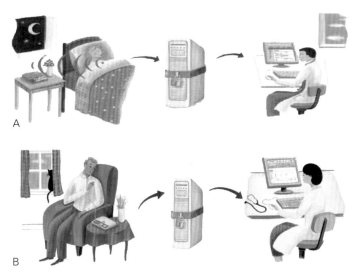

图 25　有远程监测功能起搏器的信息传输过程模拟图

A. 自动定时传输起搏器储存的信息；B. 患者可随时手动进行信息传输

55. 是不是所有植入的起搏器都需要具有远程监测功能？

以往起搏器植入后的随访首选诊室随访，在诊所进行起搏器的参数查询和调整，远程监测只是作为随访的辅助手段，在患者本人不能或者不愿定期随访时发挥作用。然而，一方面随着远程监测的发展，其有效性得到大量临床试验证据的支持；另一方面，诊室随访的现状并不乐观，多数患者不能按照标准流程完成长期的随访。与诊室随访相比，远程监测可以显著减少随访次数，提前发现器械相关事件（如起搏/感知参数不正常、电池耗竭等）的时间，提高发现事件的概率，同时保证患者的安全，尤其是植入 ICD、CRT 的患者。因为这些患者病情往往较重，对这些患者及植入的装置进行实时的远程监测获益会更大。因此 2015 年美国心律学会《心血管植入电子设备的远程监测和管理专家共识》提出远程监测应作为所有植入起搏器（包括普通起搏器、ICD、CRT-D）患者的标准随访管理策略。然而，现实中出于对远程监测费用、医疗报销、数据安全与隐私等的考虑，并不是所有人都需要或都愿意植入具有远程监测功能的起搏器。

目前多家公司在国内都有具有远程监测功能的起搏器。其中，百多力公司的远程监测产品在国内的应用后随访工作等已比较成熟。缺点是价格相对较高。

56. "无导线起搏器"是什么？

传统的起搏系统包括导线和脉冲发生器。前者需要通过体表的静脉插入到心脏，后者则需埋藏在胸部的皮下组织内。静脉及心脏内的导线在个别患者中会出现断裂，引起心脏瓣膜关闭不全以及感染等，而皮下囊袋内的起搏器会导致少数患者局部不适、囊袋磨损甚至破溃。这些弊端近年来促使相关工程技术人员研发了无导线起搏器。

无导线起搏器，顾名思义，就是没有导线，将脉冲发生器与起搏电极合为一体，以"微缩胶囊"的形式直接将起搏器植入患者心腔内部。显然，也无须皮下切口和囊袋，不再有导线损伤和起搏器囊袋感染的可能，而且不影响患者术后双上肢的活动，也符合患者尤其是年轻女性美观的需求。从外观看，无导线起搏器直径 6~7 毫米，长 2~3 厘米，质量仅 2 克，大小相当于香烟过滤嘴，体积和质量仅为传统起搏器的十分之一左右（图 26）。

无导线起搏器的优势在于可以避免多数导线相关的并发症，仅需经皮穿刺导管技术植入，操作简单、便捷，创伤小，无须外科手术制作囊袋，不影响患者胸部的外观。不足之处：①目前所有无导线起搏器均为心室单腔起搏（即 VVI），尚无传统的 DDD 起搏模式。②目前无导线起搏器的临床应用刚起步，对植入过程、起搏器是否会脱落、感染后如何移除、适应人群和临床效果等都需要今后大规模临床研究的验证。

无导线起搏器已在欧洲和美国上市，目前在国内尚未获得国家食品药品监督管理总局的批准，尚不能在国内应用，估计两年后国内可以开始使用。

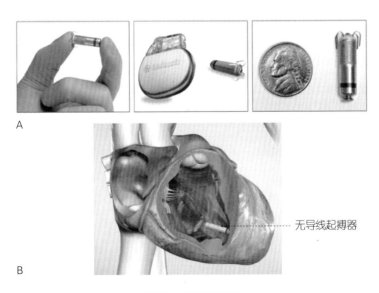

A

B

图 26　无导线起搏器

A. 无导线起搏器的大小；B. 植入心室内的无导线起搏器模拟图

57. 起搏器都是进口的吗？是否有国产起搏器？质量如何？

由于国内相关工业技术落后、投入少和缺乏产业化经验，目前国内大多数省份应用的起搏器都是进口的。值得高兴的是，陕西秦明医学仪器股份有限公司生产的起搏器已于数年前开始在国内应用于临床。另外，创领心律管理医疗器械（上海）有限公司（与意大利索林集团合资）拥有国内第一条与国际先进水准接轨的国产心脏起搏器生产线，其生产的起搏导线也正在临床试验阶段。国产起搏器具有基本但最重要的起搏感知等功能，但尚不具备诸如远程监测、兼容磁共振、心律失常诊断等较为先进的功能。经过几年的临床实践，已证明其安全可靠。它的优点主要表现在价格方面，相当于进口起搏器的一半。希望中国科技的不断进步，能加快我国在起搏器领域的国产化进程，并促使其功能等得到不断发展。

58. 哪家生产的起搏器最好？

目前临床上应用的心脏起搏器主要由美敦力（Medtronic，美国）、圣犹达（St.jude，美国）、百多力（Biotronik，德国）、波士顿科学（Boston Scientific，美国）和索林（Sorin，意大利）5家跨国企业生产，每个厂家都有不同型号不同功能的心脏起搏器，不同厂家生产的起搏器在某些算法上可能有些差异，在某些特殊功能上或许有细微的差别，但其基本功能和机器质量没有本质区别。因此，不存在哪个厂家生产的起搏器最好的问题。在选择起搏器品牌时，植入医生通常会根据患者的具体病情、不同起搏器所具有的功能、患者的意愿（如有些患者喜欢美国品牌，有些则喜欢德国品牌等）及医院所具有的品牌（并非所有医院都具备所有品牌的起搏器）等综合考虑，选择适合于患者的起搏器。

59. 起搏器的功能是不是越多越好？

回答是否定的。

目前的起搏器除了基本的起搏功能之外，还有频率应答、起搏器的自动化（房室自身传导自动搜索、自动阈值管理）、房性心律失常的诊断与治疗、频率骤降反应、远程监护、磁共振兼容等功能，这些功能是为了更好地模拟生理状态的心脏工作、最小化右室起搏、减少房性心律失常以及在安全范围内尽量减少电池消耗等。一般而言，起搏器的功能越多，越能更好地模拟心脏正常生理状态。然而，不同的患者病情不同。有些起搏器的功能并不适合每个人，如对某些患者来讲某个功能对其临床意义并不大，而开启后反而会额外耗电等。另外，通常功能越多起搏器价格就越高。因此，起搏器的功能并非越多越好，医生会根据每个患者的具体病情选择适合的起搏器。

60. 哪种起搏器更适合我？我该如何选择起搏器？

为了更好地达到生理性起搏和心房/心室同步性的目的，除了慢性持续性心房颤动和心房静止患者选择心室单腔起搏器外，其他如病态窦房结综合征、房室传导阻滞、慢快综合征等患者，均建议植入双腔起搏器。

对于少数窦房结功能不良，但房室结功能良好的年轻患者，预计近期内不会发生房室传导阻滞的，可考虑植入心房单腔起搏器；但若随访过程中发生严重房室传导阻滞，则需升级为双腔起搏器。

现代起搏器具有多种仿生理性功能和自动化功能。最常见的仿生理性起搏功能有：窦房结优先功能、房室结优先功能、睡眠功能、频率应答功能等，其目的在于鼓励自身心率下传，同时使起搏心率与人体自身生物节律更为接近。自动化功能则包括自动模式转换、预防房颤管理、自动阈值和感知管理、远程监控等。选择起搏器时应当综合考虑患者的病情和经济情况，权衡利弊，以安全性和可靠性作为最基本的要求。一些高级的现代化功能则应根据患者日常活动状态、预期寿命、能否定期随访及优化等因素进行选择，并非总是"功能越多越好、越贵越好"。

通常在植入起搏器前医生会和患者及其家属一起根据病情商量，共同选择一款适合患者病情的起搏器。

61. 为什么起搏器的价格有很多种？

一般而言，双腔起搏器的价格是单腔起搏器的 2 倍左右。起搏器就是一个电子装置，如同市场上各种民用电子设备一样，不同系列、不同功能、不同生产厂家的起搏器，价格会有所不同。而随着生理性起搏概念的推广，现代心脏起搏器具有诸多仿生理性起搏和自动化管理功能。此外起搏电极导线可分为被动电极和主动电极；脉冲发生器又分为普通脉冲发生器、长寿命脉冲发生器、核磁共振兼容系统及远程监测脉冲发生器等多种类型。另外，各家公司几乎每年都有新型起搏器上市，因此产生了不同品牌之间及品牌内多种系列、型号之间各种不同的价格。

当然，这些价格都不是医生或医院自己决定的，而是物价局等相关国家职能部门定价的，可以从政府相关机构的网站或公布的物价信息上获得相应型号起搏器的具体价格。

62. 植入起搏器是否有年龄的限制？

由于缓慢心律失常可发生在任何年龄，而且植入起搏器的手术是一个微创手术，对患者造成的创伤很小。而其他大的外科手术，由于创伤大，故对心肺功能有较严格的要求。因此，对患者植入心脏起搏器没有年龄的限制，自刚出生的婴儿到过百岁的老人都有植入的报道。尤其我国已进入老年社会，高龄人群很多，而在这些高龄人群中罹患心脏传导系统退化的概率也明显增加，导致植入起搏器的平均年龄近年在逐渐增大。只要符合手术适应证，经患者及家属同意，无论年龄大小，均可通过微创手术植入埋藏式心脏起搏器。

63. 起搏器是怎么装入体内的呢？

起搏器植入手术相对比较简单，属于微创但精细的手术。

一般而言，成年人多经静脉途径植入起搏器。局部麻醉，于锁骨下2厘米处切开一个4厘米左右的小口，经锁骨下静脉或头静脉途径植入起搏电极导线，使导线头端与心内膜接触，固定良好。电极导线固定在心脏内的方式有两种：被动固定方式和主动固定方式（图27）。前者利用船锚原理将电极（头端带有三个翼状的结构，也称为翼状电极）嵌入心脏内表面凹凸不平的内膜；后者导线内有螺旋（因此又称为螺旋电极），可旋拧入心脏内膜面。然后将导线尾端与脉冲发生器连接后放入预先制作的皮下囊袋中即可，如图28所示。

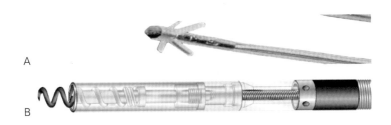

图27　电极导线的类型

A.被动翼状电极导线；B.主动螺旋固定电极导线

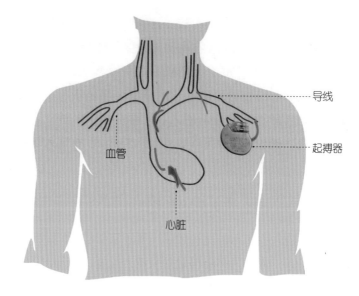

图28 植入起搏器路径的模拟图

导线通过血管（静脉）插入心脏，然后与脉冲发生器相连

对于儿童患者，考虑到其心腔、胸廓处于生长发育期，若经静脉途径植入起搏导线，随着体型增长，导线受牵拉后存在脱位风险；另外，考虑到成长过程中导线更换的需要等，经静脉和心腔内植入会导致今后心脏内导线过多。因此，一般行开胸手术，将起搏电极固定于心外膜，然后经由皮下隧道将导线与脉冲发生器连接，通常埋入上腹部。待成人后再通过常规的心脏静脉植入心脏起搏系统。

64. 为什么起搏器多在左侧植入？

大的起搏器植入中心多选择左侧上胸部。有以下三条理由。

• 大部分患者都是右利手（即日常生活多使用右手）：植入左侧能尽量避免影响术后患者的日常活动。

• 减少术后并发症：植入侧上肢的剧烈活动和摆动可能导致电极脱位；另外，反复剧烈的植入侧上肢活动会增加今后导线磨损的概率。植入左侧能降低右利手患者发生类似并发症的可能性。

• 有利于术中导线的操作：从左侧静脉途径植入电极导线，导线只产生一个弧度，操作相对简单；但如若从右侧植入电极导线，则产生两个较大的弧度，操作相对困难些。

当然，若患者为左利手、左侧静脉存在畸形，或左侧胸廓、皮下肌肉组织不适合埋藏起搏器者（如左侧乳腺癌根治手术后），也可从右侧植入起搏器。

关于心脏除颤器的问题

65. 什么是 ICD？它是起搏器吗？与起搏器有何区别？

即或患者在医院内发生心室颤动，自被发现到医生实施体外电击操作通常也需要 1~2 分钟。很多心脏性猝死患者发生心室颤动时多在夜间，或独自一人在家，旁边缺乏目击见证者，因此没有机会被施救或及时通知 120 急救中心。能不能发明一种装置，它可以植入患者体内，全天候监测患者的心率，如果患者心脏发生过快的跳动（如当心室颤动和室性心动过速发生）时，能自动识别并自动进行放电治疗？

植入心脏埋藏式复律除颤器（ICD）是治疗危及生命的室性快速心律失常（心室颤动和室性心动过速）的一个多功能、多程控参数电子装置（图 29），20 世纪 70 年代由美籍波兰裔医生 Michel Mirowski 发明并于 1980 年首次成功应用于人体。ICD 能通过置于心脏内的电极导线及时感知患者发生的心室颤动，然后迅速自动使脉冲发生器充电并发放电击能量（整个过程仅 15 秒左右），及时终止心室颤动，挽救生命。ICD 的电击成功率几乎为 100%。

ICD 属于心脏起搏器，具有普通心脏起搏器的所有功能，即能够发放脉冲刺激心脏，避免心脏停搏。但它与普通心脏起搏器存在区别：① ICD 除了能治疗心跳慢外，还能终止过快的心室跳动（室性心动过速及心室颤动），而后者才是其主要功能。② ICD 脉冲发生器比普通心脏起搏器体积大（大 3 倍左右，主要是因为其包括电

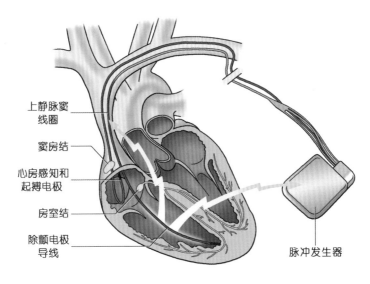

上静脉窦
线圈

窦房结

心房感知和
起搏电极

房室结

除颤电极
导线

脉冲发生器

图 29　植入体内的 ICD 系统

容器等，内部电路复杂），除颤电极导线也比普通起搏导线粗。③价格比普通心脏起搏器高出近 1 倍。④使用寿命通常较普通心脏起搏器短 2 年左右。随着技术的进步，目前很多 ICD 的使用寿命已经超过 8 年。

66. ICD 的主要适应证是什么？

如同其他治疗一样，国际上和国内相关学会都制定了植入 ICD 的适应证指南，即哪些患者需要植入 ICD。ICD 主要的适应证包括：

• 曾经发生过心搏骤停并能侥幸存活者。

• 冠心病心肌梗死及其他各种原因导致左心室射血分数小于 35% 的心力衰竭患者。

• 各种器质性心脏病（如冠心病、高血压、肥厚型心肌病、右心室心肌病、心脏瓣膜病）等伴有持续性室性心动过速者。

• 离子通道疾病（如长和/或短 QT 间期综合征、Brugada 综合征等）伴发心源性晕厥者。

上述人群容易发生心脏性猝死，都必须植入 ICD。

当然，ICD 适应证的具体规定很详细，在此不一一赘述，可咨询相关的心脏专科医生有关 ICD 预防心脏性猝死的问题，以及自己是否属于心脏性猝死的高危人群。

67. ICD 是如何组成的？ ICD 分为几种？

与普通心脏起搏器相似，ICD 也是由脉冲发生器和除颤电极导线组成，只是较普通心脏起搏器更加复杂，因为它多了一个除颤系统。ICD 除了大容量电池，感知、起搏和电击电路外，还需要电容器，因电池不能释放出足以达到除颤的高电压。一个复杂的线路能将电池 3~6 伏的电压转换成电容器中 750 伏的高电压并释放，这一过程在现代 ICD 中仅需 3~10 秒。

同普通心脏起搏器一样，ICD 也分为单腔 ICD、双腔 ICD 和三腔 ICD。三者在除颤功能上并无任何区别，只是在感知和起搏功能上存在差别。单腔 ICD 只有 1 根除颤电极导线放置在右心室，而双腔 ICD 和三腔 ICD 分别多了 1 根右心房导线和左心室导线。三腔 ICD 就是 CRTD。双腔 ICD 心房具有感知功能，因此，在识别快速室性心律失常的特异性方面优于单腔 ICD。另外，如患者合并缓慢心律失常需要心脏起搏时，双腔 ICD 在起搏时能做到心房和心室的同步。因此，当患者合并需要心脏起搏的情况时，植入双腔 ICD 是最好的选择。当然，双腔 ICD 和 CRTD 的价格都要高于单腔 ICD。

68. ICD 有几种功能？是怎样工作的？

ICD 的治疗功能主要包括起搏和电击，前者负责起搏心脏，使心脏免于停跳；后者负责在发生危及生命的恶性快速心律失常（如心室颤动）时迅速放电将其终止。

ICD 时时刻刻监护着患者的心率，当患者心率低于 ICD 设定的低限频率（如 45 次／分）时，ICD 就发放脉冲起搏心脏；而当患者的心率高于 ICD 设定的高频事件触发频率（如 180 次／分，可人为设置具体的识别频率）时，ICD 就会感知到，并且可根据医生设定的治疗方案，采取低能量或高能量电击的方式迅速将恶性心律失常终止。另外，ICD 还能通过起搏的方式终止大部分室性心动过速。

69. ICD 不通过电击就能治疗室性心动过速吗？什么叫作 ICD 的"无痛治疗"？

对于前者答案是肯定的。

一方面，ICD 电击会引起患者明显的不适感；另一方面，电击也会消耗 ICD 大量的电能，缩短其使用寿命。因此，如果不通过电击就能终止心动过速那是最理想的了。医生通过多年的研究发现，很多室性心动过速能被超速心脏起搏（antitachycardia pacing, ATP）终止。因此，现在临床上医生都是通过体外程控 ICD，使其在发现室性心动过速时首先进行一阵或数阵的 ATP 治疗（可以通过体外程控预先设置），如无效，再电击治疗。研究证实，70% 的室性心动过速能通过 ATP 成功终止，从而避免了 ICD 的电击。

ATP 治疗也被称为"无痛治疗"措施，这是相对电击导致的"有痛治疗"而言的。当然，如果 ICD 诊断患者发生了心室颤动，则 ATP 是无效的，只能通过 ICD 发放电击治疗。

70. ICD 有几种品牌？有国产的吗？如何选择？价格几何？

目前全球的起搏器生产厂家几乎都有 ICD 产品，如美敦力（Medtronic）、圣犹达（St.Jude）、百多力（Biotronik）和波士顿科学（Boston Scientific）。各个公司产品的功能大同小异，基本功能都是一样的，担保年限也一致，价格差别也不大，只是在外形、脉冲发生器的某些算法、是否具有远程监测功能及脉冲发生器使用寿命等方面有细微的差别。

ICD 是一个较普通心脏起搏器复杂得多的电子设备。目前尚无国产 ICD 产品，也无相应的研发计划。因此，估计近 10 年内不会有国产 ICD 产品上市。ICD 的国产化任重道远。

至于如何选择 ICD 的品牌及功能，应该听从植入医生的意见，因为这的确是很专业的问题，非专业人士很难理解不同脉冲发生器、电极导线等的复杂功能及其区别；另外，由于器械招标等多种医院内部管理等问题，并非每个医院都提供所有的起搏器品牌。目前单腔 ICD 在 8 万 ~11 万元左右，双腔 ICD 在 13 万 ~15 万元左右，而三腔 ICD 在 14 万 ~17 万元左右。

71. 在国内 ICD 使用得很少，是什么原因呢？

美国心脏性猝死者约 40 万 / 年，每年植入 ICD 约 20 万台。而我国心脏性猝死者约 55 万 / 年，2015 年全国共植入 ICD 约 3000 台。如按百万人口植入 ICD 的数量，我国不及欧美的 1/100，两者相差甚远，这与我国的医疗及整体经济水平明显不对称。

植入 ICD 少的原因包括：①我国的医疗保险政策问题，主要是自付比例太高，如上海医保只支付 2.5 万元，因此大部分费用需要患者自己支付，这需要一定的经济能力。②医生问题，并非所有医生都知晓 ICD 的适应证，尤其是有关 ICD 的一级预防指南。③患者对心脏性猝死的认识不够，不知晓心脏性猝死的危害，也不相信猝死会发生在自己身上。④患者不接受体内植入物、ICD 需要更换等。今后应加强这方面的工作，提高大众对心脏性猝死的认识，知晓生命只有一次，ICD 对心脏性猝死预防的有效性和唯一性，延长我国心脏性猝死高危患者的寿命，避免家庭悲剧的发生。

72. 如何植入 ICD？

　　ICD 的植入过程和步骤类似于植入普通心脏起搏器，不同点在于：①对术中测试的某些参数的要求更加严格，如感知功能，以保证后 ICD 的正常工作。② ICD 体积比普通心脏起搏器大，因此，要求制作的囊袋大一些。有些很消瘦的患者需要把囊袋放置在肌肉下（普通心脏起搏器通常都是放置在皮下），此时囊袋的制作稍显复杂。③有些患者在术中需进行除颤功能的测试，此时要求患者静脉全麻，人为诱发患者室颤，观察 ICD 是否能够识别和正确成功电击室颤。如进行该测试，手术的时间就长一些。当然，该测试是在严格的监护下进行的。近年来越来越不主张术中进行该测试，这使得手术时间几乎与植入普通起搏器的时间一致，整个手术时间在半小时左右。图 30 显示了 ICD 植入术后的 X 线胸片。

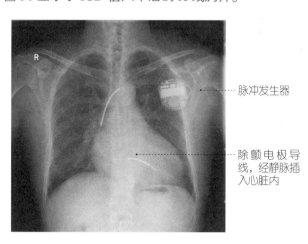

图 30　植入 ICD 后的 X 线胸片

73. 什么叫全皮下 ICD？有什么优势?

　　传统的 ICD 导线要通过外周静脉插入，经静脉通路送入右心

室内，然后与放置到皮下的脉冲发生器相连接，因此临床上也称为
"经静脉的 ICD"。它有些固有的问题，例如：需要占用静脉通路、
心脏内有导线异物、会引起部分患者心脏瓣膜的启闭出现问题，极
个别患者还可能发生心脏内的感染。随着 ICD 植入数量的增加以
及患者年轻化、生存期延长等，如何避免这些可能的并发症逐渐受
到人们的关注。

顾名思义，全皮下 ICD 不只是脉冲发生器放置在皮下，整个
除颤电极导线也放置到皮下（图 31A、B），这样就避免了因导线在
血管和心脏内引起的所有问题。近年已经做了很多的临床研究证明
全皮下 ICD 与传统的经静脉植入的 ICD 疗效相当。国内 2016 年年
底可以允许使用，相信这会使 ICD 适应证患者获益，同时可减少
相关并发症的发生。

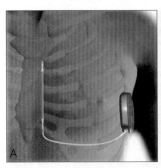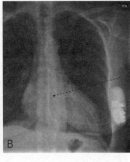

除颤电极导
线，均在胸
部皮下

脉冲发生器

图 31　全皮下 ICD 系统模拟图
A. 导线也在胸部皮下，不进入心脏；B. 全皮下 ICD 术后胸片

74. 植入 ICD 后一定会放电吗？ICD 放电可怕吗？

植入 ICD 的目的是当恶性室性快速心律失常（持续性室性心
动过速或心室颤动）发生时能及时通过放电将其终止，避免心脏性
猝死。ICD 为心脏性猝死的高危人群提供了一个保护，等于上了一

个保险，但并非植入 ICD 后患者今后一定不会发生心搏骤停。实际上，植入 ICD 后最好始终不发生心搏骤停，毕竟发生心搏骤停，一方面说明患者病情重，另一方面会导致很多问题，虽然 ICD 的存在避免了其发生心脏性猝死。

ICD 放电分两种情况：①发生了心室颤动，此时患者往往神志已不太清楚，通常已感觉不到电击。②发生了室性心动过速（室速），通常患者意识清楚，此时的电击患者有感觉，就像触电。通常对偶然的电击都能够忍受，虽然使人不舒服，但相对心脏性猝死的危险来讲，应该还是可以忍受的。

75. 发生电击都是适当的吗？有没有可能是被误击？

ICD 是一个人工电子装置，它是工程人员根据临床医生诊断心室颤动、室速的标准做到计算机模块内的，它主要根据快速心律失常发作时的频率、波形等标准来甄别是否是心室颤动、室速或其他快速房性心律失常。但临床上每个患者的具体病情、发作时的频率及患者的耐受性等都有所不同，因此，不可能保证所有被识别和治疗的心脏事件都是心室颤动/室性心动过速或都需要电击治疗，尽管大部分诊断和治疗都是准确的。

临床上将针对危及生命或已使患者产生明显血流动力学障碍的室速/室颤（如血压下降等）的电击事件称为适当电击，否则就称为不适当电击。

不适当电击包括两种情况：①患者发作的是室性心动过速，只是患者能够耐受，并无明显不适，此时的电击是正确的，但是不必要的。②患者发作的不是室性心动过速，而是诸如心房颤动等引起心室率增快的房性快速心律失常，此时的电击是误电击。临床上这两种情况都有。

一般地，如电击前无丝毫不适，可能就是不适当电击。如电击前已经存在心脏的明显不适，如心悸、头晕等，电击多是正确的。无论电击是否适当，都应及时到植入医生处随访。针对不适当电击，医生通常会调整 ICD 的相关工作参数；而针对适当电击，医生也会对发作的心律失常进行针对性治疗，避免后者的反复发作。

76. 发生电击后怎么办?

虽然电击不太常见，但一旦感觉到被电击，应采取以下措施。

• 不要紧张，不要害怕，电击本身不会存在危险。因为 ICD 的存在，应放心发生的恶性心律失常不会导致危险。

• 应尽快到医院就诊。

• 如在运动中发生电击，必须立即停止运动并休息。

• 如因各种原因不能及时到医院就诊，应服用或临时增加镇静安眠药物和 β 受体阻滞剂的剂量。

关于三腔起搏器的问题

77. 心力衰竭的非药物疗法有哪些?

药物治疗是几乎所有心力衰竭患者的基本治疗措施。针对部分心力衰竭患者,还可进行非药物治疗,以下措施主要是针对引起心力衰竭的病因的治疗。

• 外科手术更换或修补瓣膜:对于由心脏瓣膜病导致的心力衰竭,必须对瓣膜本身进行处理,包括更换新的瓣膜或修补自身的瓣膜。这早已在国内很多大的医疗中心开展,且已作为常规手术。

• 血运重建手术:对冠心病心肌缺血导致的心力衰竭,对阻塞的心脏血管进行再通手术(即血运重建)十分必要,包括心脏内科医生完成的支架手术以及心脏外科医生完成的搭桥手术。

• 心脏移植:对重度心力衰竭患者进行心脏移植是一个积极的治疗方法。在国内开展较少,主要的瓶颈是缺乏心脏供体。另外,心脏移植手术本身的复杂性、术后排异的处理和高昂的费用等也是面临的重要问题。

• 植入心脏自动复律除颤器(ICD):重度心力衰竭(EF ≤ 35%)患者容易发生心脏性猝死。ICD 能预防心力衰竭患者心脏性猝死已证据确凿,也是唯一有效的方法,只是因其不能改善心力衰竭症状、医保报销比例低及医患双方认识不足等,ICD 在国内的应用存在巨大的不足。

• 心脏再同步治疗(双室同步起搏,CRT):对伴有心脏收缩活动不同步的部分心力衰竭患者，CRT 是一个里程碑式的新治疗方法。它能改善心力衰竭症状，减少心力衰竭住院率，并能降低心力衰竭患者的死亡率，近年来得到了广泛应用，为符合适应证的心力衰竭患者带来了福音，开创了心力衰竭治疗的新纪元。

78. 什么是心脏再同步治疗（CRT）？为什么称其为三腔起搏器？

我们知道，心力衰竭患者都存在心脏扩大且收缩无力的特点，其中 15% 左右的心力衰竭患者还存在心脏的左、右心室之间及左心室内部的收缩不协调。这导致已衰竭心脏的工作效率明显下降，心脏不能协调地完成射血动作。一方面，心脏收缩无力；另一方面，收缩效率又下降，这无异于雪上加霜，使心脏排血量更少并加剧心脏的扩大，加速心力衰竭恶化的进程。

现有的所有药物对心脏活动的不协调都无能为力。

所谓心脏再同步化治疗（cardiac resynchronization therapy, CRT），是医生将三根起搏导线分别放置在心脏的右心房和左右两侧心室，然后在皮下埋置一个脉冲发生器，后者通过发放脉冲同时激动左右心室，让左右心室同时收缩进而使其工作同步化，纠正双心室收缩的不协调，并通过优化房室顺序激动增加心脏每次射血量，从而达到改善心力衰竭症状的目的。如图 32 所示。国内外大量研究已表明，该疗法可使心脏恢复同步收缩，改善心脏功能，明显降低死亡率。目前已取得了令人惊喜的疗效。

所植入的系统称为双心室同步起搏器，也称为"三腔心脏起搏器"，这是相对于普通心脏起搏器的单腔和双腔而言的。

目前主要的缺憾是双室同步起搏器的费用高昂，但相对于多次检查住院治疗费用、生活质量的提高及生存期的延长等，其性价比还是很高的，值得有适应证的心力衰竭患者考虑。

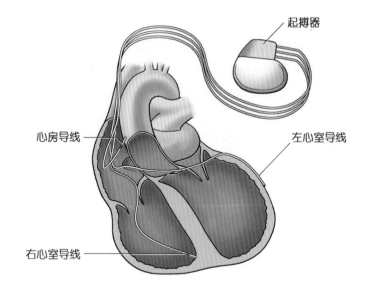

图 32　CRT 的模拟图

显示一个脉冲发生器和三根电极导线分别放置到右心房、右心室和左心室

79. CRT 是心脏起搏器吗？与普通心脏起搏器有何区别？

如上所述，CRT 也称为三腔起搏器，它的确是心脏起搏器，也由脉冲发生器和电极导线组成。脉冲发生器使起搏脉冲通过电极导线刺激右心房、右心室和左心室。只是脉冲发生器体积比普通的心脏起搏器要大些。另外，它的电极导线有 3 根，需要分别放置到右心房、右心室和左心室。

CRT 与普通心脏起搏器还是存在区别的。主要为：①适用于 CRT 治疗的心力衰竭患者大多心率不慢，即多没有需要植入普通起搏器的适应证；而普通心脏起搏器只能用于治疗心率慢，不能治疗心力衰竭。② CRT 脉冲发生器上有 3 个孔，分别连接右心房、右心室和左心室电极导线；而普通心脏起搏器只有 1 个孔（单腔起搏器）或 2 个孔（双腔起搏器），分别连接右心房和/或右心室。③ CRT 需要植入体内 3 根导线，而普通起搏器只需要植入 1 根或 2 根导线。④ CRT 的使用寿命比普通起搏器短。⑤ CRT 植入手术及术后随访等比普通心脏起搏器复杂。

80. 所有心力衰竭患者都适合植入 CRT 吗?

既然 CRT 有如此神奇的疗效，所有心力衰竭患者都安装 CRT 岂不美哉?

很遗憾，答案是否定的。如上述，只有存在心脏活动不协调的心力衰竭患者才适合该疗法。大部分心力衰竭患者只是心脏收缩功能差，并不存在心脏运动的不协调，因此，多数心力衰竭患者并不适合 CRT。国际上及我国都已制定出心力衰竭患者使用心脏再同步治疗的适应证，主要包括以下几条：①存在心脏收缩功能不全。② EF ≤ 35%（即严重的心力衰竭）。③心电图的 QRS 波宽度不小于 120 毫秒（反映了心室收缩活动存在不协调）。

通常，适合 CRT 的心力衰竭患者约占整个收缩性心力衰竭患者的 20% 左右，CRT 只适合比较严重的收缩性心力衰竭（EF ≤ 35%）。显然，单纯舒张性心力衰竭患者不适合 CRT，因为其 EF 值不低。当然，临床上是否能采用 CRT，还取决于很多具体细节，详情可咨询给患者治疗的心脏病专科医生或从事起搏疗法的植入医生。

81. 心电图的 QRS 波是什么? 其正常宽度为多少?

心电图是心内科医生最常开具的心脏检查项目，它反映了心脏跳动的节律和频率等。心电图由很多波段组成，反映了激动自心脏窦房结开始逐渐向心房、心室传导、兴奋的过程。主要包括 P 波、QRS 波和 T 波（图 33A），P 波反映了左右心房的电激动过程，QRS 波反映了左右心室的电激动过程，而 T 波反映了左右心室复极（恢复电激动）的过程。通常电激动完成后 0.04 秒心脏开始机械收缩活动，如 P 波和 QRS 波结束后心房和心室就开始收缩；而 T 波结束后心室就开始舒张。

通常 QRS 波的宽度都在 100 毫秒以内，反映了双心室的快速激动。心脏的电活动和机械活动密切相关，通常电激动快，机械活动也同步、协调。

如果某些心力衰竭患者发生了左心室内或左右心室间的电激动延迟，例如完全性左束支传导阻滞，则 QRS 波的宽度就会增加（图 33B）。当增宽的幅度大于 120 毫秒时，通常在心电图上就能判定心室内存在传导阻滞，说明左心室内及左右心室间的机械活动存在延迟、不协调。如果此时患者的心脏收缩活动也减弱（EF ≤ 35%），则为植入 CRT 的适应证。

判断心力衰竭患者是否适合 CRT 治疗，最重要的一点就是检查心电图，如心电图的 QRS 波大于 120 毫秒，可能就适合植入 CRT；否则，心力衰竭再严重也不适合 CRT 疗法。

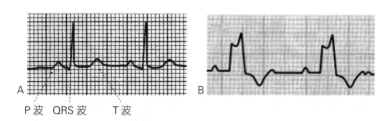

图 33 正常心电图和完全左束支传导阻滞的心电图

A. 正常心电图：分别显示 P 波、QRS 波和 T 波，其中 QRS 波的宽度决定是否能够进行 CRT 治疗；B. 左束支传导阻滞的心电图，显示 QRS 波明显增宽

82. CRT 有几种？ CRTD 是一种什么机器？

CRT 主要包括两种，CRTP 和 CRTD（图 34）。前者的后缀 P，是起搏（pace）的意思。CRTP 是指普通的 CRT，不具有除颤功能。

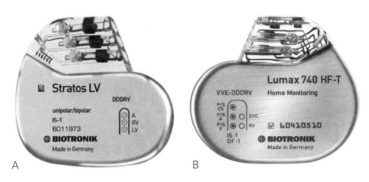

图 34　CRT 的两种主要形式

A. CRTP；B. CRTD

CRTD 的后缀 D，是除颤器（defibrillator）的意思，CRTD 是指带有心脏除颤功能的 CRT。心脏除颤功能就是前述的 ICD 功能。因此，CRTD 在治疗心力衰竭的同时（CRTP 的功能），尚能预防心脏性猝死（ICD 的功能），而 CRTP 只能治疗心力衰竭但不能预防心脏性猝死。显而易见，CRTD 的功能更加全面。

　　适合 CRT 的患者除了要求 EF ≤ 35% 外，还需要同时存在心脏收缩功能的不协调（心电图的 QRS 波 ≥ 120 毫秒），而 ICD 的适应证只需要 EF ≤ 35% 即可（因为这些心力衰竭患者容易发生心脏性猝死）。由此可以看出，CRT 的适应证比 ICD 严格。也就是说，所有符合 CRT 适应证的患者几乎都适合植入 ICD，即适合植入 CRTP 的患者都适合植入 CRTD。

　　在植入三腔起搏器的患者中，欧美国家 80% 以上均植入 CRTP，国内大概占 60%。主要还是经济原因：CRTP 价格为 7 万 ~9 万元左右，而 CRTD 为 13 万 ~16 万元左右。

83. 我需要装 CRTP，还是 CRTD ？

　　如上述，适合 CRT 的心力衰竭患者都是猝死的高危人群，都应该植入 CRTD，以达到纠正心力衰竭的同时预防心脏性猝死、提供心脏全面保护的目的。因此，如不考虑经济原因，所有适合 CRT 的患者都应植入 CRTD 而非 CRTP。

但是，毕竟 CRTD 价格要比 CRTP 高出很多，因此，如经济条件有限，单纯选择 CRTP 也是可以的，毕竟两者在治疗心力衰竭的功能上是完全一样的，只是 CRTD 比 CRTP 多了一个预防心脏性猝死的功能。通常，临床上建议选择 CRTD 的人群主要包括：①曾经发生过心搏骤停而侥幸存活的患者。②冠心病/心肌梗死后心力衰竭患者。③心脏功能相对良好者（其死亡原因多为心脏性猝死而非心力衰竭）。这些都是容易发生心脏性猝死的人群，植入 CRTD 的性价比高。当然，具体情况应和植入医生一起商量，共同选择植入 CRT 的类型。

84. CRT 有几种品牌？有国产的吗？该如何选择？

目前全球的起搏器生产厂家都有 CRT 产品，如美敦力（Medtronic）、百多力（Biotronik）、圣犹达（St.Jude）和波士顿科学（Boston Scientific）几家公司都有 CRTP/CRTD 系列产品。每个公司产品的功能大同小异，基本功能都是一样的，担保年限也一致，价格差别也不大，只是在外形、左心室导线形状、脉冲发生器的某些算法、是否具有远程监测功能及脉冲发生器使用寿命等方面有细微的差别。

CRT 是一个比普通起搏器复杂得多的电子设备。目前尚无国产 CRT 产品，也无相应的研发计划。因此，估计近 10 年内也不会有国产 CRT 产品上市，CRTD 产品则可能更加遥远。CRT 的国产化任重道远。

至于如何选择各个品牌及其功能，应该听从植入医生的意见，因为这的确是很专业的问题，非专业人士很难理解不同脉冲发生器、电极导线等的复杂功能；另外，由于器械招标等多种医院内部管理问题，并非每个医院都提供所有的起搏器品牌。

85. 植入CRT的手术创伤大吗？复杂吗？

CRT的植入步骤同普通起搏器类似，也是通过周围静脉植入电极导线至心脏，最后连接脉冲发生器后放入皮下囊袋内。就给患者造成的创伤而言，与植入普通起搏器无异，只是皮肤的切口及需要制作的囊袋体积通常要比普通起搏器大些（皮肤切口比普通起搏器长2厘米左右，因为CRT的脉冲发生器体积比普通起搏器的大一些）。

CRT植入的复杂程度要高于普通心脏起搏器。主要是在普通心脏起搏器右心房和右心室植入电极导线的基础上，又增加了一根左心室导线的放置，而后者较普通起搏导线的放置要困难得多。普通起搏导线是放置在心腔内（右心房或右心室）的，相对简单，而左心室导线需要放置在心脏的静脉血管内，因此首先需要进行心脏静脉的造影，以显示这些血管，然后确定合适的血管，再将左心室导线放置到这根血管内（图35）。因此，需要比植入普通起搏导线

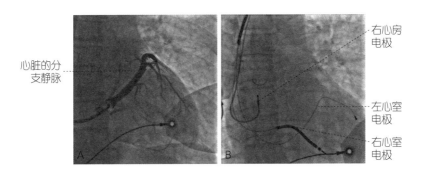

图35　心脏静脉造影及导线位置的X线影像

A. 心脏静脉造影，显示多个心脏静脉的血管；B. 分别显示放置好的右心房、右心室和左心室电极导线

花费额外的时间。但从对患者造成的创伤方面来说并无区别，只是一个更加精细的操作。通常植入左心室电极导线的成功率在95%，手术时间约2小时。

86. 植入CRT后还需要药物治疗吗?

植入普通心脏起搏器后，患者存在的缓慢心律失常就完全"治愈"了，不需要再为曾经的"心跳慢"服用任何药物，也不需要为植入的起搏器服用额外的药物（不像植入心脏支架，为了防止支架内血栓的形成，需要服用一段时间的抗血栓药物）。当然，如果患者合并高血压、糖尿病等，还需要服用相应的药物。

但是，植入CRT则不同。虽然都是针对严重的心力衰竭患者，CRT只是心力衰竭治疗中积极有效的方法之一，不能替代药物治疗。服用治疗心力衰竭的药物是这些患者重要的不可或缺的根本治疗方法，CRT与药物治疗相辅相成，必须联合应用。

临床上曾经发现少数患者植入CRT后由于病情的好转，待出院时带出的药物服用完后就不再服药，由此导致病情加重。应避免此类情况的发生。

87. 是不是植入CRT后我的心力衰竭就痊愈了?

答案当然是否定的。

如上述，CRT只是心力衰竭综合治疗中积极有效的措施之一。目前植入CRT的心力衰竭患者约有20%疗效非常好，这些患者的心脏功能的确能够基本恢复正常，医学上称为"CRT超反应者"（图36）。但即或如此，如果此时关闭CRT功能，心力衰竭症状往往会再度出现，因此心力衰竭并没有得到根治。实际上，大部分心力衰竭患者在CRT后多表现为心脏功能的改善，此时仍然需要包括药物在内的综合治疗措施。CRT术后心力衰竭并没有"治愈"。

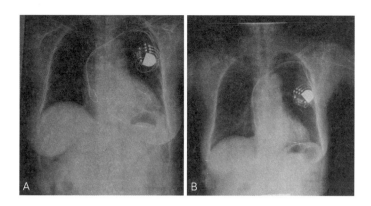

图 36　植入 CRT 后的 X 线胸片

A. 刚植入 CRT 后，心脏仍然很大；B. CRT 术后 1 年，心脏明显缩小，基本恢复正常

　　认识到这一点很重要，因为临床上经常遇到 CRT 术后由于心脏功能的改善，患者擅自停用治疗心力衰竭药物的情况，出院前应对患者及其家属进行宣教。

植入术前、术后的问题

88. 起搏器植入术前需要注意什么事项?

手术前首先应做好充分的健康宣教工作,使患者了解植入起搏器的目的、意义和大致的手术过程,缓解患者思想顾虑和紧张情绪。因手术使用局部麻醉,所以术前不必禁食,可正常饮食。要保证充足的睡眠,必要时手术前一晚给予安眠药物帮助睡眠。手术前需完善一些必要的化验与检查,如血常规、出凝血功能、血生化指标、胸片、心脏超声等。

另外,由于需要植入三腔起搏器的患者,一般都存在心力衰竭,故通常需要先用药物控制心力衰竭的症状,使之至少能够平卧2~3小时不气急,以保证手术顺利完成。

需要植入起搏器的中老年患者合并冠心病、阵发性房颤的较多,因此大多在服用抗血小板药物(如阿司匹林)或抗凝药物(如华法林)。以往认为服用这些药物后患者在术中及术后发生局部伤口渗血的机会会增加,但临床实践及相关临床研究证实术中通过加强止血和采取压迫等措施,通常不会明显增加伤口出血的机会。例如笔者所在医院并没有让患者停用这些药物,却未见局部出血风险增加。当然,如临床医生认为患者能够暂时停用这些容易导致渗血的药物,则可在术前暂时停用,术后再恢复使用。

89. 安装起搏器的手术危险吗？手术一般需要多长时间？

在人们眼里，进行心脏手术总是一件很复杂、危险的事情。目前植入心脏起搏器都是心脏内科医生能独立完成的工作，说明手术创伤很小。人工心脏起搏器问世已有60多年，目前植入技术和流程已相当成熟。该手术属于精细的微创手术，皮肤约4厘米的切口，都在皮下操作，不涉及肌肉、肋骨或开胸等，因此相对简单、创伤很小，风险也相对较小。一般30分钟左右即可完成整个手术过程。

植入心脏除颤器的手术时间基本同普通起搏器，而植入三腔起搏器时虽然创伤同普通起搏器相仿，但由于其中植入左心室电极导线的手术比较复杂，需要花费较长的时间，因此整个手术需要1~3小时不等。

一般常见的与手术相关的并发症为气胸和局部皮下囊袋的血肿等，经及时处理后均无后遗症。对于某些特殊情况，如静脉血管畸形、严重瓣膜病变、心腔异常扩大等，手术操作则存在一定难度，手术时间较长。此外，对于严重的心跳过慢患者，电极植入过程中可能会发生心搏骤停，风险较大，但发生概率极小。对于该类患者，必要时可预先植入临时起搏器"保驾"，以确保手术过程的顺利进行。

90. 起搏器植入术是全麻还是局麻？术中需要注意什么事项？

局麻。绝大部分患者手术时在切口处行局部麻醉即可完成整个手术过程。

患者在术中应尽量放松心情，闭目养神，想象一些美好的事情。不必过多关注医生的手术操作过程，亦不宜过多地与手术医生对话，以免使之分神，且容易导致感染。术中保持放松的平卧姿势，尤其是上肢不能活动以免污染手术视野。下肢可适当稍许活动。术前最好排尿一次，以免术中尿急而耽误手术的进程。

制作囊袋时可能会产生瞬间疼痛，不必过分紧张。越紧张，越对疼痛敏感。而植入三腔起搏器的心力衰竭患者尤其需要放松，以免术中诱发急性心力衰竭，导致手术不能正常进行。对于对痛觉较为敏感的患者，术中可能需要使用镇静药物缓解疼痛；而对于少数阿尔茨海默病（老年痴呆）或其他情况无法静卧、配合手术的患者，则需要在静脉麻醉下尽快完成手术。

91. 起搏器植入术后需要卧床多少时间？

起搏器植入术后并不强制卧床，除非患者想要术后卧床休息一段时间。

相当一部分医院因为植入医生的手术习惯等，要求患者术后卧床至少 24 小时，想当然地认为平卧会降低电极脱位的发生率，但这是没有科学依据的。长时间卧床的主要弊端是形成下肢静脉血栓，并可能由此导致肺栓塞等严重并发症，后者甚至可能导致猝死。由于植入起搏器的患者多为老年人，长久卧床更容易发生下肢静脉血栓。另外，强制久卧床还会导致肌肉酸痛、排尿困难、便秘甚至肠梗阻等。

笔者目前所在的医疗中心一般主张起搏器植入术后适当卧床休息 3~6 小时，以缓解紧张情绪，随后即可正常坐位、站起进食和大小便等，不必刻意平卧过长时间。

92. 起搏器植入术后到出院前需要注意什么事项？

植入普通起搏器后若无特殊情况 1~2 天即可出院，在此期间通常需做一次胸部 X 线检查，观察起搏导线是否脱位及有无气胸等。术后 1~2 天可能会出现低热及安置起搏器部位的局部疼痛等，对此不必担心，通常数日后会逐渐消失。需留意患者有无呼吸困难、伤口是否渗血渗液或肿胀饱满等。患者可正常生活但应避免植入侧上肢的剧烈甩动，可学习自测脉搏，了解自身心率的变化。

对植入除颤器和三腔起搏器的患者，对于药物等的使用需要与医生进行充分的沟通，因为起搏器只是整个病情治疗中的一个手段而已，其他治疗方式必须同时进行，不能偏废。

93. 植入的起搏器在出院后如何"保养"？

部分安装起搏器的患者被过分限制了手术侧的肢体活动及日常生活，这不利于机体和心理状态的恢复，而早期功能锻炼有利于局部血液循环、促进切口愈合，并可防止肢体功能障碍。因此安装起搏器后不必对其过分关注，可恢复正常工作与生活，正常饮食，保持充足的睡眠，适当补充维生素与蛋白质，以提高机体的抵抗力，促进伤口尽快愈合。需注意观察伤口是否有局部隆起红肿、发黑、渗液等异常，观察局部皮肤张力的变化，尤其是比较消瘦的患者，以免由于囊袋内张力过高引起局部皮肤破损。一旦发生异常应及时到医院检查。对乳房丰满的女性患者应注意穿戴胸罩，避免起搏器随乳房的重量而下坠，引起局部疼痛甚至起搏器下坠穿破皮肤。切勿反复搓揉囊袋表面皮肤或旋弄皮下组织内的脉冲发生器。安装起搏器后需避免撞击胸部或会发生肢体冲撞的运动，如拳击、武术、橄榄球等；避免直接碰撞起搏器埋置部位，避免做突发的剧烈活动，如剧烈重复甩手、从高处往下跳等。

此外，安装起搏器的患者外出时应携带起搏器识别卡，如就医或通过机场安全门时，将识别卡出示给医生或检查人员，便于采取医源性的预防措施或解除金属警报以通过检查。

94. 植入起搏器后会影响我的日常工作和生活吗？

　　植入心脏起搏器不会影响植入者普通的日常生活与工作，包括慢跑、游泳等一般运动，乘坐飞机、火车，出国旅游等均可照常进行。现代起搏器在设计时都具有抗干扰性能，因此对日常生活经常接触的民用和办公用电器不必担心，可以照常使用，如插座、电视、音响、微波炉、电热毯、传真机、复印机和电脑等。通常建议不要将手机放置在植入起搏器侧的上衣口袋，接、打手机应使用植入起搏器对侧耳朵（图37）。对于某些特殊的工作环境，如长期处于商场、机场的安全检测装置旁，电焊工、高压变电站工作人员等，应与植入医生共同评价工作环境对起搏系统的影响。不要接近强电场、磁场源，如：雷达、电视发射塔、弧光焊机等，如果距离这些强电磁场过近，可能会影响起搏器的功能。一些常规的医疗器械检查，如透视、拍X线片、CT等均不会对起搏器造成影响；其他如透热器、高频电刀和体外电波碎石等都可能对起搏器造成影响（图38）。当医生准备使用这些医疗设备时，应告之医生已安置了人工心脏起搏器，相信他们会做出适当的处理。

　　随着磁共振兼容起搏器的诞生，核磁共振检查不再是起搏器植入患者的禁忌。但现有MRI兼容起搏系统只有在限定条件下才是安全的。如：接受MRI扫描应在植入起搏器6周后；MRI扫描时需打开MRI"On"模式，扫描区尽量高于第1颈椎和低于第12胸椎，静磁场强度1.5T；术中严密监护患者生命体征、进行可视对讲等。因此对植入磁共振兼容起搏器的患者拟行核磁共振检查，需放射科医生和心内科医生的配合，以制定一套合理、规范的检查流程。

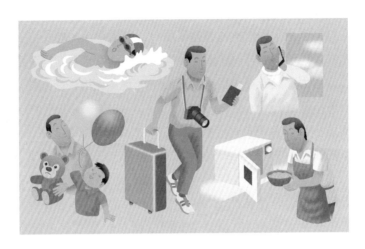

图 37　起搏器植入术后患者可进行日常生活

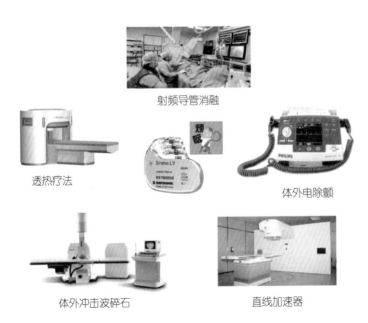

射频导管消融

透热疗法

体外电除颤

体外冲击波碎石

直线加速器

图 38　可能影响起搏器正常工作的医学诊疗项目

95

95. 起搏器植入术后为什么需要随访?

与其他手术不同,植入起搏器后终身需要定期门诊随访。起搏器植入术只是治疗的开始,而整个治疗过程则有赖于起搏系统的正常工作。国内普遍存在重植入、轻随访的现象,植入而不随访,犹如"生而不养育"。

随访的目的有四个:①术后早期观察有无手术本身的并发症,如:囊袋积血、皮肤感染破溃等。这些患者自己也容易发现。②观察植入的起搏系统工作是否正常,如感知、起搏阈值异常,导线脱位或微脱位,起搏器电池耗竭等,很多时候这些功能出现的异常患者自己不一定能发现(尤其是非起搏依赖患者)。③了解患者是否适应设置的起搏参数,如起搏频率等。后者通常设置为 60 次/分,但并非适合所有患者。④对于植入除颤器和三腔起搏器的患者,需要针对患者心脏基础疾病和心力衰竭等病情的变化进行相应的药物调整等。

96. 起搏器植入术后随访哪些内容?

起搏器植入术后随访主要包括临床随访和程控随访两个方面。临床随访主要观察伤口愈合情况、患者是否存在不适症状(可能由起搏器综合征或起搏器参数设置不当引起)等,必要时需行胸部 X 线检查以观察起搏导线是否在位。另外,对患者的基础心脏疾病也需要进行定期随访和药物调整等。而程控随访则需通过特殊的程控仪进行,如图 39 所示。各个厂家的起搏器都有其对应的程控仪,将程控探头置于起搏器囊袋皮肤表面,即可进行体外询问(interrogation)与测试,了解电池电量剩余情况、起搏器的工作模式、起搏导线感知及阈值等参数正常与否,以及通过事件回顾了解患者心律失常的发生情况、种类及持续时间等,以指导药物干预和

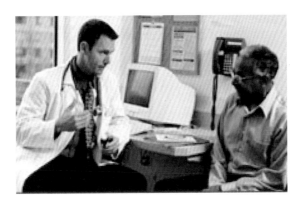

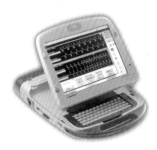

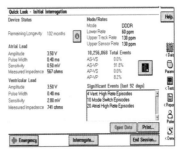

图 39   通过程控仪进行程控随访，左下图为起搏器程控仪，右下图为程控界面图

起搏系统相应功能的调整。检测过程由起搏器工程师进行体外遥控，除了检测起搏导线参数时可能会有短暂的心悸不适，一般不会带来任何痛苦，操作简单、方便。可根据检测结果调整起搏导线参数、起搏器工作模式的相关参数等；同时根据每个患者具体心跳情况，在确保安全的前提下，优化起搏器工作状态，使之省电、节能，且能达到最佳效果。

对于某些起搏电极导线发生"微脱位"的情况，通过调整相关参数的设置即可解决问题，无须再动手术，无创伤性。起搏器使用年限接近电池寿命（如单腔起搏器 8 年左右，双腔起搏器 6 年左右）时更应加强医院随访。医生会判断何时需要更换起搏器。

97. 安装起搏器后需要间隔多少时间去医院检测一次？

起搏器植入术后 1~3 个月内是各种可能的并发症相对高发的时段，因此一般建议术后 1 个月、3 个月、6 个月各去医院检测一次，以后每年定期检测一次即可；对于植入除颤器和三腔起搏器的患者，通常要求每半年随访一次。当然，若出现心悸、头晕、黑矇甚至晕厥等症状，应及时就诊。临近更换期应加强随访，每 3 个月左右随访 1 次，以免因起搏器电池耗竭而发生危险，尤其是起搏器依赖的患者。

远程监测技术的应用很好地弥补了常规门诊随访的不足。目前多个公司都有具备远程监测功能的起搏器。远程监测系统包括终端设备、公共移动电话系统（**GSM** 无线网络）和数据处理中心三个部分，不但每天定时传输起搏器电池状态、电极导线的状态等，还将诸多信息包括心律失常等疾病事件（如房颤、心力衰竭加重等）、起搏器治疗情况（如起搏比例等）及时通过无线网络传输给植入或随访医生，缩短了医生和患者之间的"距离"。一旦有意外事件，起搏器会发出报警信息，及时告知患者至医院就诊处理。可及早发现问题，从而使患者得到及时的干预和治疗。因此，对于植入带有远程监测功能起搏器的患者，应学习、掌握正确使用该系统的方法，以保证移动信息发射器 24 小时都可以接收和发射信息，真正做到实时监控。此外，远程监控系统只是一个监测工具，它不是一个治疗工具，不能更改起搏器参数的设定，如出现任何不适症状，仍需到医院进行程控检测。尤其当发生"紧急"报警事件后，应及时行诊室随访，适时调整药物及相关参数，以保证起搏装置安全有效地工作。

98. 装了起搏器是否就成了机器人？心脏的功能就"废"了？

简单地说，起搏器主要适用于有临床症状的"心跳过慢"患者。这些患者由于各种原因出现了心脏传导系统异常，但其中大多数患者心脏/心肌本身的功能还是良好的。就好比一台机器，仅点火机出了点故障，其他各部件的工作状态还是正常的。起搏器就起到一个"点火机"的作用，适时发放脉冲，而整个心脏泵血仍然依靠心脏自身的收缩功能。因此装了起搏器完全不同于"机器人"，心脏功能也不会因此"荒废"。应保持正常的运动状态，提高心脏储备。

另外，很多患者的心脏跳动并非完全依赖起搏器，起搏器只是在患者自身心率低于起搏器设定的基础起搏频率（如60次/分）时偶尔工作。

对于植入除颤器的患者，患者心率通常并不慢，因此并不需要心脏起搏。一般除颤器设定的起搏频率为40次/分，因此，很多时候是看不到起搏器工作的。但实际上，除颤器在时时刻刻监测着患者心率的变化，一旦出现心跳过慢（如心率<40次/分）或过快（如心率>180次/分），ICD就会发放脉冲进行起搏或发放高能量电能进行电击治疗。

99. 装了起搏器后还需要服用药物吗？

首先，与植入心脏支架不同（术后至少服用1年的抗血小板药物以防止植入的支架内发生血栓），植入起搏器后不需要为植入的起搏器服用任何药物。诸如排异药、消炎药、抗血栓药等，均无须使用。

但是，起搏器解决的仅仅是"心跳慢"的问题，而植入起搏器的中老年患者大多同时患有其他疾病，如高血压、冠心病、糖尿病等，起搏器不能治疗。针对这些疾病仍需依赖相应的原有治疗方案，不能因装了起搏器而随意停用。

对于慢快综合征患者（既存在发作性快速心律失常，如常见的阵发性心房颤动，又有快速心跳发作后的心跳缓慢及停跳），植入起搏器本身就是为了解决治疗上的矛盾。装了起搏器后，因为有了起搏器的"保驾"，可以放心地服用治疗心跳发作性加速的药物，或者将原有抗心律失常药物加量，以减少快速房性心律失常的发生，缓解患者心悸症状，改善生活质量。

当然，对于植入除颤器或三腔起搏器的患者，由于大多有严重的心脏基础疾病，因此，必须针对所患心脏疾病相应地进行其他治疗（主要为持续的药物治疗）。

100. 起搏器植入侧上肢如何进行活动？术后活动时需要注意什么？

过度约束肢体活动可导致相关肢体肌肉萎缩，关节韧带粘连及僵硬度增加，影响正常肢体功能，使患者康复时限延长，同时静脉血栓形成的概率也增加。早期功能锻炼有利于局部血液循环，能促进切口愈合，并可防止肢体功能障碍。因此，起搏器植入术后应尽早恢复正常生活，术后 6 小时内如无不适即可下床，适当活动手术侧肩关节，包括上肢及肩关节的伸屈、内旋运动及轻度的提肩动作；24 小时以后活动幅度逐渐加大，如做洗漱、梳头等动作；以后逐渐进行散步、钓鱼、打保龄球等活动。2~3 周后恢复手术侧上肢高举过头的活动，但手术侧上肢及肩关节应避免做突发的剧烈活动，如突然剧烈地上举、突然地过度外展、剧烈重复地甩手或从高处往下跳等，以免导线发生移位。

普通起搏器植入术后适当的有氧运动是安全的，如慢跑、跳舞、游泳、网球、骑车、驾车、太极等，有助于心肌保持良好的收缩功能。在心脏专科医生的指导下甚至可以进行部分高强度的运动，如马拉松赛跑、潜水等。对于潜水者而言，在深达 18 米的海水下，起搏器仍可正常工作，在 40 米深的水压下起搏器开始变形，故植入起搏器的患者潜水深度一般不应超过 30 米。同时，还需避免撞击胸部或进行存在肢体冲撞的运动。

101. 如何自己判断起搏器功能正常与否？

患者都希望自己能够判断植入到体内的起搏器工作正常与否，但遗憾的是，目前临床上患者尚不能自行判断起搏系统功能是否正常。由于患者缺少常规的医疗检测设备，如听诊器、心电图仪、起搏器程控仪等，最简单的判断指标便是自测脉率或主观的感觉。

• 自测脉率：对于严重的心跳过慢、依赖起搏器维持正常心率的患者而言，一旦感觉到心跳或自测脉率明显变慢时，需警惕起搏器功能发生了异常。当发生起搏导线脱位、导线断裂、误感知肌电信号、心肌穿孔、起搏器电池耗竭等情况时都会引起起搏频率的异常；而对于非起搏器依赖的患者，往往难以自我发现起搏器功能异常。若反复出现心跳过快、心律不齐等症状，多为本身心脏疾病所致，也有一小部分患者可能是起搏器功能异常所致，如起搏器介导心动过速、起搏导线感知不良、起搏器自动模式转换功能未开启等。

• 主观的感觉：若头晕、黑矇、晕厥等植入起搏器前的症状再度出现，应及时到医院就诊，排查起搏器工作状态。

总之，患者自我判断起搏器功能正常与否的手段有限，准确性不高。应至起搏器植入医生处定期随访。起搏器程控仪对起搏器各项性能的检测，才是判断起搏系统功能正常与否的"金标准"。

102. 起搏器的输出频率可以随意调节吗？白天和晚上可以设置不同的次数吗？

答案是确定的。

起搏器的输出频率是指起搏器每分钟发放电脉冲的次数，包括基础起搏频率、上限跟踪频率、滞后频率等。通常所说的起搏频率是指基础起搏频率。起搏器的基础起搏频率也称下限频率，为最常用的可调节参数，可调范围在 30~170 次/分，出厂时一般设定在 60 次/分。起搏器的上限跟踪频率指起搏器感知到快速心房活动时所能出现的最快心室起搏频率，所以又称最大跟踪频率。上限频率限制的目的是防止心室跟踪起搏过快。出厂时设定的上限频率常为 130 次/分，可调范围为 90~180 次/分。滞后频率是为了尽可能地鼓励自身心跳，一般要比基础频率慢 10~15 次/分。

不同患者对频率的要求不完全相同，如有些患者已长期适应较慢的心跳，而有些患者心脏功能不佳，可能需要较快的心跳才能满足全身重要脏器的血流灌注，因此，需要根据具体患者的情况调整起搏器的输出频率。

现代起搏器大多带有睡眠频率功能，即人为地将白天和夜间设为不同的基础起搏频率。患者夜间睡眠期间心率会自动降为较低的频率（一般比白天慢 10~15 次/分），这样既可满足患者夜间较低的基础代谢需要，又可鼓励自身的心跳，节省电能，延长了起搏器的使用寿命。

103. 术后发现脉搏慢于 60 次/分一定是起搏器出了问题吗？

术后不少患者喜欢通过血压计或自测脉搏观察自己的心跳次数。但有时会发现脉搏慢于 60 次/分，因此非常紧张，担心起搏器出现了故障。实际上，起搏器出现故障的概率是很小的。起搏器植入术后脉搏慢于 60 次/分的常见原因包括以下几项。

• 患者本身存在心律失常：如常见的室性或房性早搏，在植入起搏器的老年患者中几乎都存在。这是导致脉搏慢的最常见原因。早搏这一次的心跳通常脉搏是摸不到的。这是由于早搏时心脏提前收缩，此时心室内血液尚未充分充盈，因此早搏这一次射出的血量就少，达不到动脉的远端，因此就不能触摸到脉搏的搏动。例如患者的心率为 60 次/分，如果包含了 10 次早搏，则能摸到的脉搏次数就是 50 次/分，但此时的心脏跳动次数实际上是 60 次/分。

• 起搏器本身设置的频率低于 60 次/分：如前所述，起搏器基础频率是可以人为调节的，若手术后由于种种原因，将频率调节在低于 60 次/分的情况下，脉搏频率就可能低于 60 次/分。此外，由于睡眠频率功能、滞后功能等现代起搏器功能的开启，也会导致脉搏频率低于 60 次/分。而 ICD 患者设置的基础起搏频率通常均为 40 次/分。

• 血压计或自测脉搏并非精确：经常会被患者问及为何自己的心跳为 58 次/分或 59 次/分，相信这是由测量误差导致的。

• 起搏电极导线故障、起搏器电池耗竭等：也可能导致脉搏变慢。只是相对于上述常见原因，这是非常少见的。

因此，术后发现脉搏慢于 60 次/分并非一定是起搏器出了故障。单凭脉搏变慢，无法判断起搏器工作正常与否。应该到起搏器植入医生处随访，通过程控仪检测来判断起搏器工作正常与否。

104. 术后发现脉搏不规则是起搏器的问题吗？

仅根据术后脉搏规则与否是无法判断起搏器是否正常工作的。

首先，现代起搏器都以按需模式起搏，即设定一个基础频率，当自身心率低于设定的频率，起搏器以设定的基础频率发放脉冲，以此决定心跳与脉搏频率；当自身心率高于设定的频率，起搏器不发放脉冲，心脏根据自身节律工作。由于自身心率会受多种因素的影响，如窦性心律不齐、早搏、心房颤动与扑动等，都会导致脉搏不规则，而此时的脉搏其实与起搏器本身并无直接联系。其次，现代起搏器具有多种仿生理功能和自动化功能，如频率滞后功能、睡眠功能、频率应答功能、自动模式转换、自动阈值和感知管理等。当启用这些功能时，起搏器的工作频率会根据具体情况调整，以减少不必要的起搏、更好地适应人体的生理需要。由此也可能引发脉搏不规则的现象。

因此术后发现脉搏不规则不一定是起搏器的问题。然而，对于起搏器完全依赖的患者，突然发生脉搏不规则，则存在起搏器功能障碍的可能；间歇性的起搏与感知功能障碍亦可引发脉搏不规则。因此，当术后发现脉搏不规则，应适时去起搏器门诊进行起搏器程控检测，以明确是否存在起搏系统故障；另外，对存在的心律失常应进行相应的治疗，如针对房颤的抗凝治疗等。

105. 发现术后脉搏快于 60 次/分，是起搏器功能有问题吗？

术后脉搏快于 60 次/分，大多不是起搏器功能的问题。常见的原因包括：①当自身心率超过起搏器设定的基础频率（一般为60 次/分）时，心脏按照自身固有节律工作，此时的脉搏必然超过 60 次/分。②房室传导阻滞而窦房结功能正常的患者植入双腔起搏器后，若自身心房频率大于 60 次/分，则心室起搏跟踪频率亦会大于 60 次/分。③对于某些心功能不全患者，常常人为地将基础频率调至 70~75 次/分，以增加心搏出量，改善重要脏器血流灌注。④当快速房性心律失常发生模式转换时，模式转换后的基础频率往往会高于 60 次/分（一般设定在 70~80 次/分），以减少频率突然下降导致的心悸不适感。⑤当植入带有频率应答功能的起搏器后，若身体活动强度增加或呼吸频率、潮气量增大时，起搏器会自动调快基础起搏频率，以符合人体正常生理变化。⑥一些为了预防房颤而超速起搏心房的功能启用时，也可能发生脉搏快于 60 次/分。

当然，起搏器植入术后脉搏快于 60 次/分，也有可能是发生了起搏系统功能障碍，如起搏导线感知不良和起搏器介导心动过速（PMT）等。但相对于上述其他生理、正常的情况，起搏系统障碍在脉搏增快的原因中是很少见的，即或是，大多也能够通过程控方法轻松解决。

106. 植入起搏器后可以正常使用家用电器吗?

现代起搏器都具有抗干扰性能，因此对日常生活经常接触的家用电器不必担心，可以照常使用，如插座、电吹风、电动剃须刀、电热毯、电熨斗、电风扇、电视机、音响、电冰箱、洗衣机等，只要没有漏电，一般不会影响起搏器的功能。微波炉、电烤箱等只要操作正常，一般也不会影响起搏器。但具有磁性的收录机、磁化杯等应尽量在距心脏起搏器 15 厘米以上的距离使用。其他的一些家用电动工具，如操作得当，一般也不会对起搏器功能造成干扰。如在操作电器过程中发生头晕、眼花、心慌等不适，尽快关闭并远离这些电器，起搏器即可迅速恢复原来的工作状态。

107. 植入起搏器后还能使用手机、电脑等电子设备吗?

现代起搏器的设计中安置了特殊的电容式滤波器，可以阻挡大多数移动电话对其产生的影响。但为了安全起见，一般建议在起搏器植入部位的对侧耳边使用移动电话呼叫或接收信息，在起搏器与移动电话之间至少保持15厘米的距离，不要在起搏器植入部位同侧胸壁或衬衫口袋中放置移动电话。电脑对心脏起搏器影响不大，可正常安全使用。

108. 植入起搏器后能通过安检、乘坐飞机吗？

植入心脏起搏器的患者可乘坐地铁、火车、轮船、飞机等交通工具。机场过道的拱门式金属探测器产生的磁场强相对较小，一般不会干扰起搏器功能；然而手动金属探测器扫过起搏器置入部位时可引起一过性误感知而抑制起搏输出，当探测棒频繁扫过起搏器上方时，可引起更多的干扰。建议手动金属探测器在1~2秒之内扫过起搏器所在部位，并且至少要在15~20秒后才可重复。此外，由于起搏器是一个金属物件，所以当植入起搏器患者通过拱形金属探测器时可触发警报。在安检前应向航空公司工作人员出示起搏器担保卡，可以免检。

109. 植入起搏器后能坐磁浮列车吗？

上海磁浮列车的制造商——德国蒂森克虏伯高速悬浮列车有限公司在其网站上声明磁浮列车对植入心脏起搏器的患者是安全的。笔者所在医院曾选择10例非起搏依赖的心脏起搏器植入患者乘坐磁浮列车，观察乘坐期间有无不适、24小时动态心电图记录的心电图变化及乘坐磁浮列车前后起搏参数的变化，结果显示磁浮列车对心脏起搏器植入患者未造成不适，全程监护的心电记录未发现任何干扰现象，也未发现起搏参数设置的任何变化，说明磁浮列车对心脏起搏系统无干扰作用，心脏起搏器植入患者乘坐磁浮列车是安全的。

110. 植入起搏器后还能进行正常锻炼吗？能游泳吗？能开车吗？

起搏器植入术后 2~3 周即可恢复手术侧上肢高举过头的活动，一般正常的有氧锻炼是安全的，包括快走、慢跑、跳舞、游泳、爬山、网球、骑车、驾车、太极、桌球、保龄球、高尔夫等，甚至可以在专科医生指导下进行马拉松赛跑。尽管普通的体育锻炼对起搏器本身没有影响，但由于植入起搏器的大多为老年患者，往往合并各种心血管疾病，如冠心病、高血压、心力衰竭等，因此在进行体育锻炼时还需量力而行，以免发生心血管意外事件。

ICD/CRTD 与普通起搏器不同，一方面这些患者多是心力衰竭患者，较容易发生心脏意外；另一方面，ICD 可能发生电击，无论是正确的还是非正确的。因此，术后有些常见的运动项目可能不宜进行，如游泳。主要的顾虑是担心在泳池内发生心脏事件或 ICD 放电，这些容易导致患者发生溺水事故。地面的运动，如跑步、各种球类活动等都是安全的。

另外，通常认为植入 ICD/CRT 的患者驾驶私家车是安全的，但通常不能驾驶公共交通工具，也是为了安全考虑。当然，植入普通心脏起搏器的患者不受此限制。

111. 植入起搏器后哪些活动不能做？

为防止起搏器电极导线脱位或对起搏器造成机械性损伤，植入起搏器的患者应避免植入侧上肢突然剧烈的上举、外展、剧烈重复甩手及从高处往下跳等动作。另外，需避免撞击胸部或易发生肢体冲撞的运动，如拳击、武术、橄榄球、篮球、足球等竞技类体育活动。

112. 植入了起搏器还能做外科手术吗?

植入了起搏器与外科手术之间看似无关,主要的交汇点是现代外科手术广泛使用高频电刀进行组织切割或止血。电刀分为单极和双极:单极电刀的电流环路为电刀头到体表贴片,环路经过人体,功率大,多用于切割;双极电刀的电流环路就在两个笔状头之间,环路不经过人体,功率小,多用于电凝(图40)。起搏系统同样存在电流环路:一种以起搏电极头端作为阴极,起搏器表面作为阳极,称为单极(起搏/感知),环路经过体表;另一种则以起搏电极头端作为阴极,而以头端附近的一个环作为阳极,称为双极(起搏/感知),环路不经过体表(图41)。当两个环路出现交互时,就可能对起搏系统产生干扰,对起搏依赖患者造成危险。因此对植入起搏器的患者,外科手术过程中若需使用高频电刀,需注意以下几个问题。

• 术前对起搏器进行程控,了解起搏器电池状态、起搏模式与电极设置、植入起搏器的基础心脏疾病,明确是否为起搏依赖患者。

• 如果是非起搏依赖患者,手术部位在脐以下,不需要特别的起搏程控。

• 如果是起搏依赖患者,手术部位在脐以上,建议将起搏电极程控为双极感知/起搏,同时将起搏器程控为非同步模式(VOO或DOO),术后再调整为原起搏模式。

• 电刀的体表电极应尽量远离起搏器,尽量选用双极电凝,不要在距离起搏器15厘米范围内使用电刀,限制电刀功率在60瓦左右,每次电灼操作时间小于1秒,间隔大于10秒。若行胸部手术,严禁电刀直接损伤起搏脉冲发生器和电极导线。

• 在使用电灼过程中应严密监测患者心率变化,准备好临时起搏

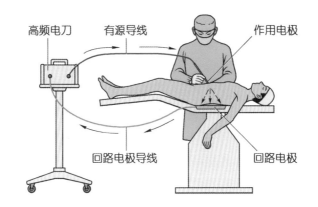

图 40　单极手术电刀电流环路示意图

注：箭头表示高频电流方向

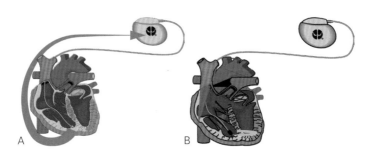

图 41　起搏系统的单、双极环路

A. 单极环路；B. 双极环路

及除颤设备。

• 若植入 ICD 或 CRTD，使用电刀前应关闭 ICD/CRTD 治疗功能。

• 电灼术后应及时检查起搏器功能及各项参数，调整起搏器功能。

此外，起搏脉冲发生器和电极导线埋藏于胸部筋膜下组织，因此对拟行胸部手术或心脏手术的患者，应提前告知手术医生已植入起搏器及起搏器埋藏部位，以防手术过程中对起搏系统的机械性损伤。

113. 植入起搏器后影响其他的医学检查项目吗?

除了核磁共振外,其他一些医学诊疗项目亦可能对起搏系统产生一定影响。常见的有体外电除颤或电复律、射频导管消融术、放射线、体外冲击波碎石、理疗、经皮电神经刺激等。尽管现代起搏器均采用了特殊的防护线路以减少高电能的损坏效应,但体外电除颤或电复律仍有可能暂时或永久性提高起搏阈值,损坏靠近电极组织界面的心肌,甚至损坏起搏器和线路的功能。一般而言,起搏器可承受 300 焦能量的电击不致受到损害,但若反复应用 300 焦的能量除颤有可能损伤起搏线路。除颤时电极板应远离起搏器 8 厘米以上,体外除颤或转复后,应重新检查起搏器功能,确保其正常工作。

目前射频导管消融术越来越多地应用于治疗快速性心律失常。现代起搏器在射频消融时受电磁干扰的影响较小,即使发生一过性功能异常亦可立即恢复。起搏依赖患者术前可设置为非同步模式起搏,非起搏依赖患者可设置为 OOO 模式或降低起搏输出,同时关闭频率适应性功能,以避免快速起搏的发生。射频电极远端不宜距离起搏电极过近(以 > 4 厘米为宜)。ICD 植入患者在术前需关闭其检测和治疗功能。消融手术后需重新检测起搏器的各项功能。

一般用于诊断的 X 线检查及 CT 扫描对起搏系统没有影响,但用于治疗恶性肿瘤的大剂量放射线可对心脏起搏器造成电磁场干扰。现代起搏器均采用金属氧化半导体(CMOS)制成的集成线路,对放射线损坏具有较强的屏蔽作用。但高能量的直线加速器或 β 射线可产生强大的电磁辐射,穿透力极强,足以损伤起搏系统。建议放射线与起搏器保持一定的倾斜角度,以便减少辐射到起搏器的放射剂量,同时应用铅皮在起搏器部位进行遮挡防护。

目前体外冲击波碎石多用于胆结石和肾结石的治疗,碎石仪与起搏器植入部位相距 15~25 厘米以上相对比较安全。因此对埋藏在胸前区的起搏器干扰较小，而埋藏在腹部的起搏器则易受损坏。虽然体外研究提示碎石术可损坏起搏器，但目前临床上并未发现起搏器被损坏的报道。

理疗一般分为透热疗法和普通物理疗法。普通物理疗法中的紫外线和红外线均不会影响起搏器的功能。透热疗法的作用方式主要有三种：超声透热、微波透热和短波透热。①超声透热：尽管超声电热效应不能在起搏电极导线内诱导生成高能量的电磁场，但其机械能也可损坏起搏器元件。因此，超声电热效应操作应限制在治疗部位内，敷贴器和植入起搏器部位之间应相距 15 厘米以上；此外，携带具有频率应答功能起搏器的患者应禁止采用此疗法，因超声波会干扰生物信号传感器的功能，进而影响起搏器的频率应答功能。②微波透热：使用的微波频率为 2 450 赫兹，穿透深度为 30 毫米，因此只要起搏器距离治疗仪 30 毫米以上，就不会对起搏器造成影响。③短波透热：高频短波（13.5 兆赫或 27 兆赫）产生的电热效应可在电极导线上产生电流，引起电极发热；而产生的强电磁场，会干扰起搏器工作，包括部分或完全性起搏抑制、过度感知以及 ICD 不恰当放电，同时也会损坏起搏器线路。因此对于植入起搏器或 ICD 的患者不应进行高频短波治疗。

经皮神经电刺激（TENS）经常用于急慢性肌肉和神经疼痛的治疗，它发放的刺激脉冲可被起搏器感知而抑制输出；去除刺激信号后，起搏器恢复正常工作。目前对于起搏器植入患者能否行TENS 尚无定论，一般认为，若将 TENS 电极放置在与起搏导线不平行的位置上，对起搏系统没有影响；因此，如必须施行 TENS，应使刺激电极尽量远离起搏器及其导线，尤其要避开颈部、肩部、腰部及胸部等部位，同时尽量使 TENS 电极相互靠近。将起搏电极调整为双极感知，并降低感知灵敏度，开启模式转换功能，以免发生误感知现象。

114. 起搏器的使用寿命通常为多少年?

2003 年，我国心脏起搏专业学组和各起搏器厂商负责人经过长期研讨确定了起搏器的担保年限：单腔起搏器 8 年（带频率应答者为 7 年），双腔起搏器 6 年（带频率应答者为 5 年），ICD、CRTP 或 CRTD 均为 4 年。担保年限指起搏器在 100% 正常使用的情况下，电池耗竭的年限。在担保年限内若发生电池耗竭，则新脉冲发生器的费用由起搏器厂商提供。一般情况下，患者实际使用年限大多长于担保年限，尤其是偶尔依靠起搏器"保驾"的患者，普通起搏器的使用寿命有时可达 10 年以上。近年来，各起搏器厂商均研发了具有"长寿命电池"的起搏器：单腔理论寿命 15 年，双腔理论寿命 13 年，ICD、CRTP 或 CRTD 理论寿命 8~9 年，但其担保年限依然以之前确定的为准。因此，对于装了起搏器的患者而言，不能完全凭借起搏器理论寿命或担保年限来决定更换起搏器的时间，至少应每年进行一次常规的程控随访，尤其当接近电池耗竭时，更应加强随访，一旦电池耗竭，及时更换起搏器。另外，如已过担保年限，但程控随访测出起搏器电量仍能继续使用时，则不必更换起搏器。

115. 为什么起搏器不能充电?

最早的起搏器是使用可充电电池的，但因为电池的限制，仪器本身比较庞大、笨重。目前的心脏起搏器产品主要来自美敦力（美国）、圣犹达（美国）、百多力（德国）、波科（美国）和索林（意大利）等欧美厂家，都没有可充电功能。当心脏起搏器电池消耗到 85% 时，电池供电电压下降，输出脉冲幅度随之下降，当电池容量进一步下降时，就会影响心脏起搏器的正常工作，必须更换心脏起搏器。

现代组织工程学专家正在进行相关探索，以超声波作为体外无创充电的能量载体，利用磁耦合补偿电路，提高超声波的能量传输效率，实现对心脏起搏器可充电电池进行能量补给的功能。目前相关技术仅限于动物研究。心脏起搏器体外无创充电技术是起搏器今后的一个重要发展方向，可免除患者再次手术更换起搏器的后顾之忧，使各类心脏起搏器真正实现"一次手术，终身受用"。

当然，也不排除生产厂家为了相关利益，不去研发起搏器的充电技术，毕竟充电应该不存在十分复杂的技术壁垒。今后如能解决充电付费的相关支付条款和具体实施办法，也许会有能充电的起搏器问世，包括起搏器内置程序的程控升级等。

116. 如何判断起搏器快没有电了？

起搏器的电池状态可分为三个连续的阶段：正常期（begin of life, BOL）、耗竭前期（或称择期更换指征，elective replacement indicator, ERI）、耗竭期（end of life, EOL）。在耗竭前期，多数起搏器仍能维持正常功能，但磁铁频率下降 10% 以上，耗竭前期一般为 3~6 个月，起搏器的更换应在此期进行。进入耗竭期后，起搏器可出现部分或全部功能障碍，并显现出不稳定性和不可预知性，比如起搏基础频率下降 10% 以上；起搏、感知功能不良；起搏模式更改（如双腔起搏自动改变为单腔起搏，按需起搏变为非同步起搏、频率应答功能消失等）。尤其是当起搏或感知功能出现问题时，患者往往会出现相应症状，如心悸、头晕、晕厥等，当出现这些情况时，应及时用程控仪查询起搏器的电池状态。程控检测是唯一明确起搏器电池是否耗竭的标准。因此在临近起搏器担保年限时，随访周期要缩短（< 6 个月，到达 ERI 时，< 3 个月），以求尽早捕捉到 ERI 的时机，及时更换脉冲发生器。

117. 所有起搏器在电池耗竭后都需要更换新的起搏器吗？

起搏器需要能源（电池）才能正常工作，因此存在电池耗竭的问题。如果电池耗竭，则需要更换。

由于缓慢心律失常多为退化所致，绝大多数都是不可逆的；植入起搏器时医生也都会判断患者存在的心跳慢是暂时还是永久的，如是暂时的，预计可以恢复，医生也不会建议患者植入埋藏式起搏器。所以，在前一个起搏器植入数年后，患者已有的缓慢心律不可能好转（实际上多会发展）。因此，在绝大多数情况下，起搏器电池耗竭均需要更换新的起搏器。

只有在极少数的情况下，可以考虑暂缓更换新的起搏器。例如患者由于各种疾病所致的终末期等，预期寿命只有数月，此时可以和患者家属沟通是否还有更换起搏器的必要。

同普通心脏起搏器一样，ICD/CRT 也是有能源的植入性电子装置，因此也存在电池耗竭的问题。一般地，ICD/CRT 在电池耗竭时需要更换脉冲发生器，因为绝大多数器质性心脏病不能完全恢复正常。以下情况可以考虑不更换脉冲发生器。

• 由于心脏病或其他系统的疾病，预计生存期小于 1 年的患者。

• 经济原因不能承受 ICD/CRT 费用的患者。

• 心力衰竭患者，因一级预防植入 ICD，术后经各种方法治疗后心脏功能明显好转，EF 值已持续大于 35%，且在前一个 ICD 的使用过程中从未发生恶性室性心律失常事件（通过病史及 ICD 脉冲发生器的事件记录可获知）。

• 植入 CRT 后感觉心力衰竭治疗效果不明显者。

• 有些患者第一个植入的脉冲发生器为 CRTD，如果到更换时患者心脏功能已明显改善，也从没有发生过电击或恶性室性心律失常事件（可以通过程控仪查看脉冲发生器的记录得到证实），可以更换为 CRTP（而非 CRTD），以节约费用。

曾有不少研究显示，即或 CRT 后心脏功能明显好转的患者，如关闭双室同步起搏功能，心脏功能也会恶化。实际上，植入 CRT 的患者有机会更换脉冲发生器是一件值得庆幸的事，因为需要植入 CRT 的严重心力衰竭患者平均生存期超过 5 年的概率小于 50%，能够更换说明患者的生存期已足够长。

118. 怎样更换起搏器？是换电池吗？

起搏器的电池是同集成电路等做在一起的，并被金属外壳包绕，构成脉冲发生器。金属外壳的作用除了能使脉冲发生器作为起搏回路的阳极外，尚具有将电池等封闭，防止与体液发生反应、导致感染等作用。目前的技术做不到电池独立包装。因此，所谓更换电池就是更换脉冲发生器，做不到只更换电池。另外，起搏器属于电子产品，几乎每隔几年就要更新换代，更换的新脉冲发生器通常都比原来的功能先进。因此，更换新的脉冲发生器同样能使患者获得科技进步带来的好处。

手术操作较为简单：切开原起搏囊袋，将旧脉冲发生器与原电极导线的连接用螺丝刀拧开，测试原电极导线各项参数满意后，将新的脉冲发生器与原电极导线连接后置入原囊袋中，逐层缝合伤口即可。手术通常会在 20 分钟左右完成。

119. 为什么起搏导线通常不用更换？

起搏电极导线不存在能源耗竭的问题，因此，只要起搏导线完整性良好，在更换起搏器时通常不需要更换起搏电极导线。当然，如果导线完整性出现问题，如断裂、起搏阈值太高等，则需要更换新的电极导线。

一方面，起搏电极导线的使用寿命多会超过 20 年，即相当于2~3 个脉冲发生器的使用年限；另一方面，如果更换为新的电极导线，原来植入的电极导线通常不能拔除，这样静脉、心腔内的导线数目就会增加。起搏器导线数目的增加容易导致外周静脉闭塞、三尖瓣反流等。因此，只要测试的原起搏导线参数都正常，原则上均考虑继续使用原电极导线，将新植入的脉冲发生器连接以往的旧电极导线即可。

120. 起搏导线如果发生故障，怎么办?

常见的起搏导线故障是绝缘层的破裂和导电线圈的断裂，多由术后长期的锁骨/肋骨慢性挤压和外伤等引起。程控检测可发现导线起搏、感知、阻抗等多个电学参数异常。

当起搏导线发生故障时，如不存在起搏系统感染，则可在原手术侧植入新的起搏导线，起搏器是否更换则根据电池是否耗竭来决定，一般继续使用原起搏器囊袋。对于原导线植入 1 年以上者，旧起搏导线原则上不再拔除（因此时电极导线已与心脏内膜或血管发生粘连，难以用常规方法移除），于局部绝缘旷置处理；1 年以下者，可尝试拔除原导线，必要时可借助反牵引鞘管、锁定钢丝等特殊器械。有时起搏导线完全断裂，还需要使用圈套系统、回收器等帮助回收有游离末端的电极导线。若旧起搏导线与静脉壁粘连，或局部静脉血栓形成导致新的起搏导线无法通过，则需要从原植入脉冲发生器的对侧植入新的导线。

121. 起搏器综合征是怎么回事? 如何防治?

起搏器综合征相对较为少见。是指植入起搏器后患者出现乏力、气急、胸闷等在植入起搏器前没有的症状和不适，主要是由于心脏起搏导致了少部分患者的不适。由于产生的原因比较复杂，所以称为"综合征"。因为源于起搏，故统一称之为"起搏器综合征"。

容易发生起搏器综合征的患者通常包括以下几类人群：①通常心室完全依赖起搏器，即心室需要起搏的比例很高。②多是植入了单腔起搏器（VVI），此时由于不能和自身心房的电机械活动同步，因此会产生自身心房、心室收缩活动的不同步，导致心房压力增高、肺淤血及左心功能不全的症状。③极个别敏感的患者只要发生心脏起搏就有不适感。

国内发生起搏器综合征的比例很低，主要由于我国植入起搏器的患者多为老年人，且植入起搏器后也多不再进行积极的运动，所以对术后的相关不适并不敏感。

防治的方法：①对存在双腔起搏器适应证（即无持续性心房颤动）的患者，建议植入双腔起搏器而非单腔的 VVI 起搏器。②降低起搏频率，尽量鼓励自身的心跳，避免心脏被起搏。③必要时将单腔起搏器更换为双腔起搏器。

122. 植入 ICD/CRT 后还需要服用药物吗？

植入普通心脏起搏器后，通常都不会为曾经的心跳慢服用药物了，因为起搏器已将其完全"治愈"了。当然，如果患者合并其他疾病，还需要服用相应的药物。

植入 ICD/CRT 的患者大多都有器质性心脏病，多为冠心病心肌梗死后、心力衰竭、心肌病等患者，ICD 只是治疗患者突发心室颤动的一个装置，而 CRT 也只是心力衰竭综合治疗中的一个手段，因此，均不能代替对患者所患心脏疾病本身的治疗，包括药物和非药物（如血运重建手术和外科瓣膜置换术等）措施。另外，如患者频繁发生恶性室性心律失常，并由此导致频繁电击的话，还需加用抑制室性心律失常发作的药物，如胺碘酮和 β 受体阻滞剂等。因此，ICD/CRT 植入术后的患者多需要针对原发的心脏疾病进行药物治疗。

123. 植入 ICD 或 CRT 后的注意事项和随访内容与普通心脏起搏器有什么不同吗?

有相同点，也有很多不同的地方。

相同点：①都是植入了心脏起搏系统，相关的术后注意事项相同（如避免接触高电压磁场、避免长时间持续过度活动植入侧上肢等）。②都需要定期到医院检查起搏系统工作是否正常。③都不需要为起搏系统本身服用药物。

不同点：①治疗缓慢心律失常的心脏起搏器能够根治"心跳慢"，不再需要服用药物治疗缓慢心律失常；ICD 不能预防心跳快，只能防止由于过快心率导致的生命危险（通过电击）；CRT 虽能治疗心力衰竭，但不能根治心力衰竭，术后必须继续服用治疗心力衰竭的药物。②针对起搏系统本身的随访相对简单，而针对 ICD/CRT 系统的随访相对复杂，尤其是对 CRTD 系统，尚需要对其 ICD 参数进行调整。因此，随访一个 ICD/CRT 患者所花费的时间远远超过普通心脏起搏器植入患者。③普通起搏器植入术后的随访多针对起搏系统本身，如测试其功能是否正常等，而 ICD/CRT 除了测试起搏系统的功能正常与否外，很多时候要针对快速心律失常和心力衰竭本身的治疗（包括药物选择及其剂量调整等）进行指导。

如果说普通心脏起搏器的随访相关专业技术人员就能完成，那么，植入 ICD/CRT 的患者通常需要植入医生的参与，包括起搏参数和药物的调整等，都需要医生结合患者具体病情综合判断后来完成。